# Schön. Fit. Sein.

Mareike Spaleck

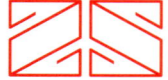

# Inhalt

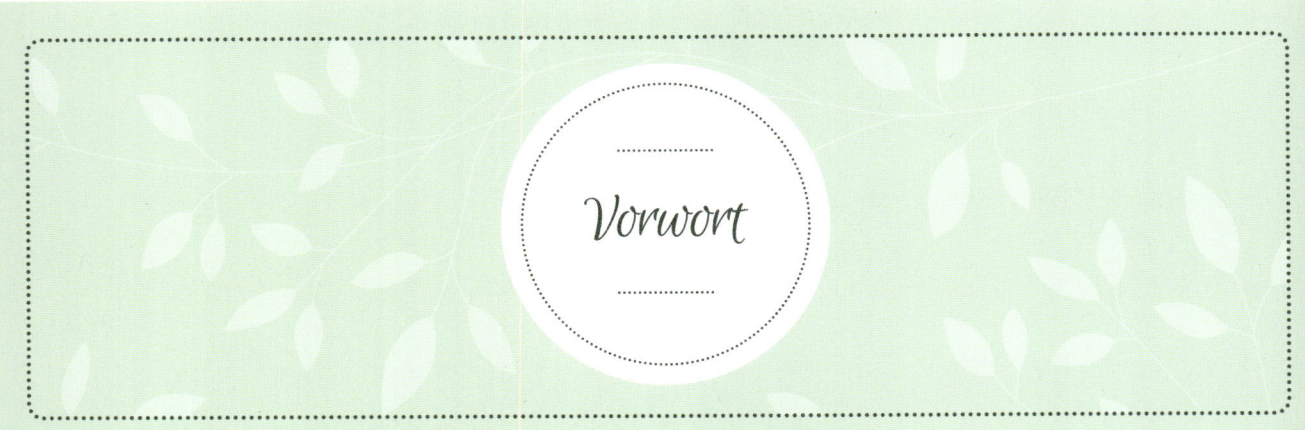

# Vorwort

Du hältst dieses Buch in der Hand und das finde ich großartig. Es ist nicht nur ein Buch, sondern eine Einladung zu einer, deiner Veränderungsreise, zu einem neuen Lebensgefühl. Vielleicht hast du das Buch gewählt, weil du mich schon kennst. Vielleicht aber auch, weil in dir eine große Sehnsucht nach Veränderung schlummert. Ich bin jetzt an deiner Seite und begleite dich auf diesem Weg.

**Schön. Fit. Sein.** Der Titel meines Buches besteht nicht nur aus drei Wörtern. Es sind die wichtigen Felder, die darüber entscheiden, wie du dich tatsächlich fühlst.

**Schön** – Es ist egal, was allgemein für schön befunden wird. Ich möchte mit dir gemeinsam zu deinem „Ich finde mich schön" kommen. Das hat weniger mit äußerlichen Faktoren zu tun als mit deinem Selbstwertgefühl und Denken.

**Fit** – Du hast bisher keine oder negative Erfahrungen mit Sport gemacht? Ich möchte dich in Bewegung bringen, denn das ist der Schlüssel für alles. Für Körper, Geist und Seele. Außerdem zeige ich, welche Ernährung dir Kraft und Lebensfreude gibt.

**Sein** – Wie lebe ich? Bin ich glücklich? Womit verbringe ich meine Zeit, wo lasse ich sie mir rauben? Wie bleibe ich dran? Welche Schritte helfen? Darauf finden wir deine Antworten.

Nur Sport ohne die richtige Ernährung wird nichts bringen. Das gilt auch für den Lifestyle. Diese drei Felder können ihre Kraft nur im Zusammenspiel entfalten. Viele Menschen wissen gar nicht, wie sich gesund und fit sein anfühlt, weil sie es noch nie erlebt haben. Gehörst du dazu? Hast du Fragezeichen im Kopf, wenn du über dein Leben nachdenkst? Es ist egal, ob du übergewichtig oder schmal bist, ob du schon Sport machst oder daran gescheitert bist. Wenn du den Wunsch nach Veränderung spürst, Aufgaben und Anregungen suchst, dann bist du hier richtig. Mein Wissen und meine Tipps, Rezepte und Übungen werden dir dabei helfen.

Lass uns zusammen auf die Reise gehen — ich freue mich darauf!

Mareike Spaleck

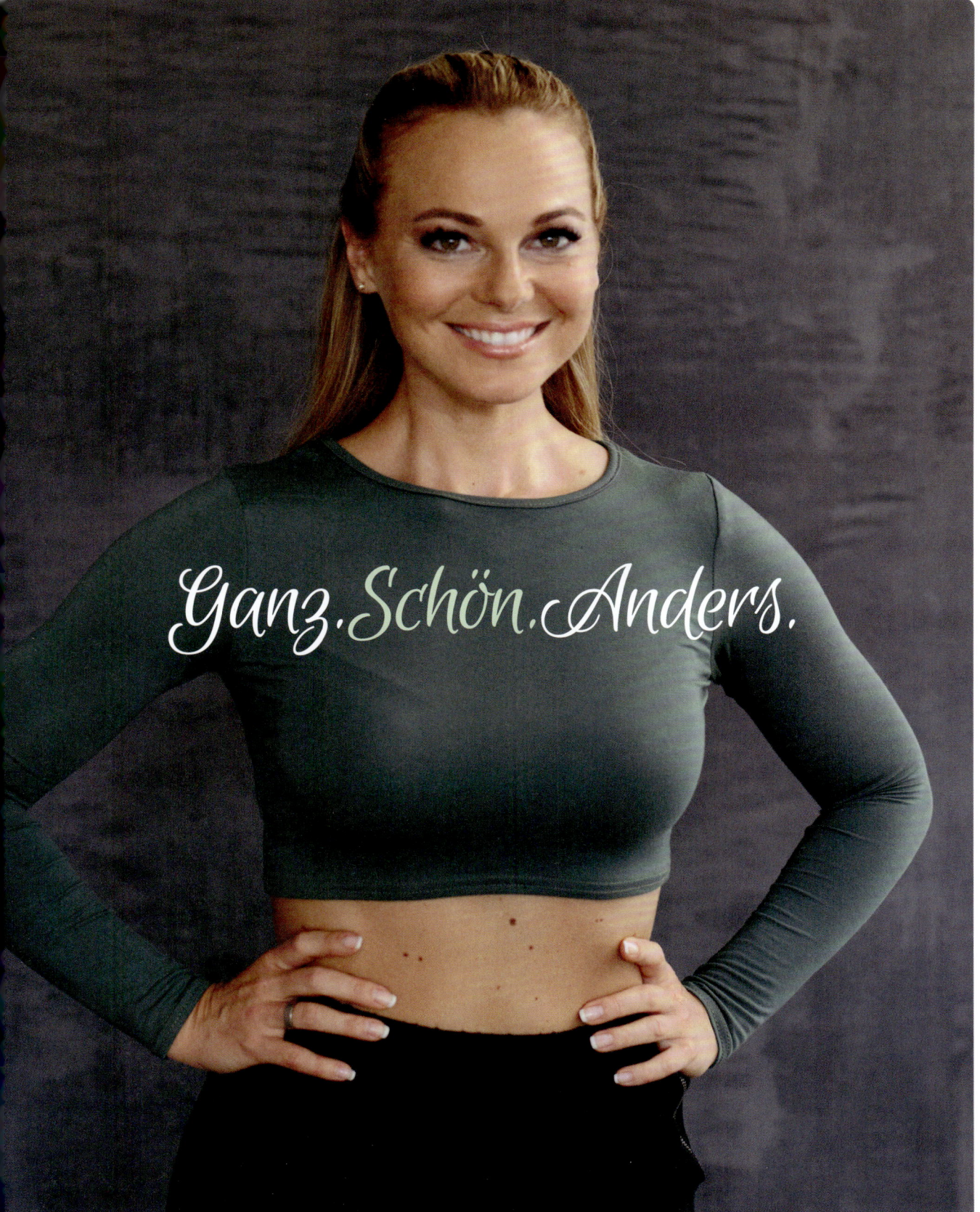

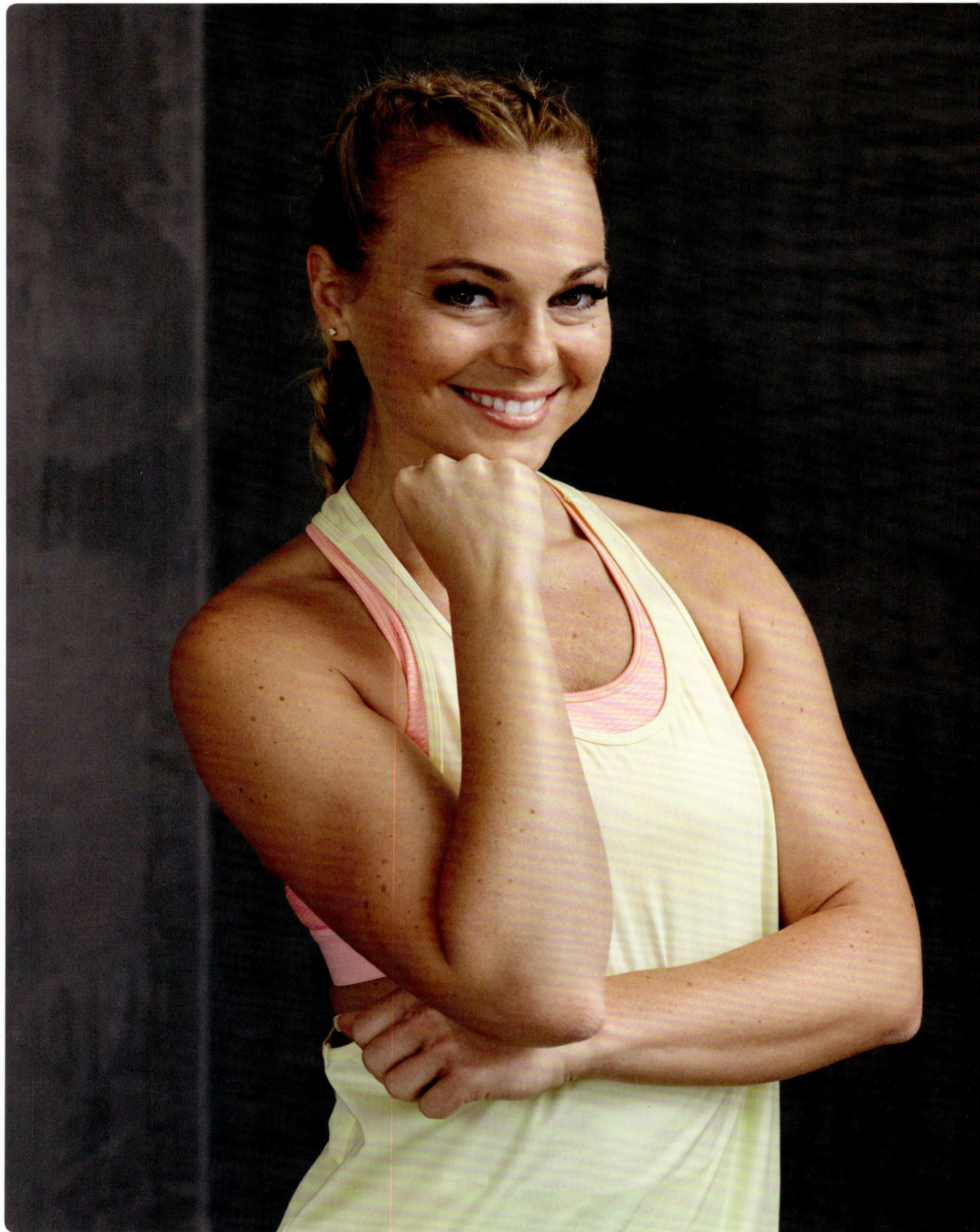

# Meine Story – mein Weg

## Meine Liebe zum Sport ist da, so lange ich denken kann

Mein Papa ist Architekt, der nahm mich manchmal mit auf die Baustelle. Schon damals übte ich mit Ziegelsteinen Kugelstoßen. Ich probierte als Kind voller Leidenschaft alles aus: Ballett, Judo, Eiskunstlaufen, Reiten, Voltigieren. Inliner fahre ich bis heute gerne. Schon mit drei Jahren stand ich auf Skiern. Eiskunstlaufen habe ich lange gemacht. Ein toller Sport. In dem Punkt hatte ich es leicht. Meine Eltern haben mich unterstützt und mir meine sportlichen Wünsche erfüllt, daher konnte ich so viel ausprobieren.

Die Liebe zur Bewegung war da, aber niemals hätte ich gedacht, dass das mein Beruf wird. Nein, ich hatte jahrelang den Berufswunsch, Bäuerin zu werden. Ich liebte die Filme „Ein Schweinchen namens Babe" und „Die Kinder von Bullerbü". Ich wollte auch einen Bauernhof mit vielen Tieren haben und mein eigenes Gemüse anbauen. Wahrscheinlich liegen da schon die Wurzeln für meine Leidenschaft für gute Lebensmittel.

Ich bin die Jüngste von drei Geschwistern. Aber ich war nicht so das typische betüddelte Nesthäkchen, sondern wollte früh alles selber machen. Irgendwie bin ich ziemlich geradeaus gelaufen, hatte damals schon einen starken Willen und wusste, was ich wollte. Nicht ganz zufällig war mein großes Vorbild Pippi Langstrumpf. Die Schule fiel mir leicht, also bin ich da ohne großes Aufheben eben durchmarschiert. Vielleicht wollte ich auch nicht unnötig Zeit verplempern, um auszuprobieren, wie viele spannende Abenteuer das Leben zu bieten hat.

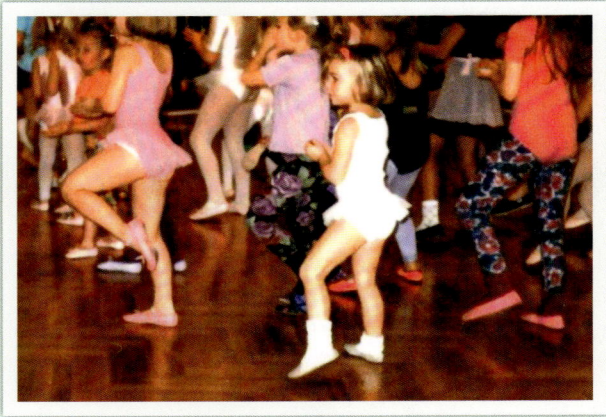

Wie unbeschwert meine Kindheit war und wie toll meine Eltern ihre Erziehung geregelt haben, das nehme ich heute noch viel bewusster wahr, seit ich mich intensiv mit dem Thema Glaubenssätze und Werte beschäftigt habe. Viele meiner Sportlerinnen, die ich betreue, haben oft einen harten Weg hinter sich. Sätze, die verletzen und klein machen, sitzen wie tiefe Stachel und sind oft die größten Hürden auf dem Weg zu einem zufriedenen Leben. Wie soll man sich denn lieben und wertvoll fühlen, wenn dir jemand ständig eingeimpft hat, dass du nicht liebenswert bist?

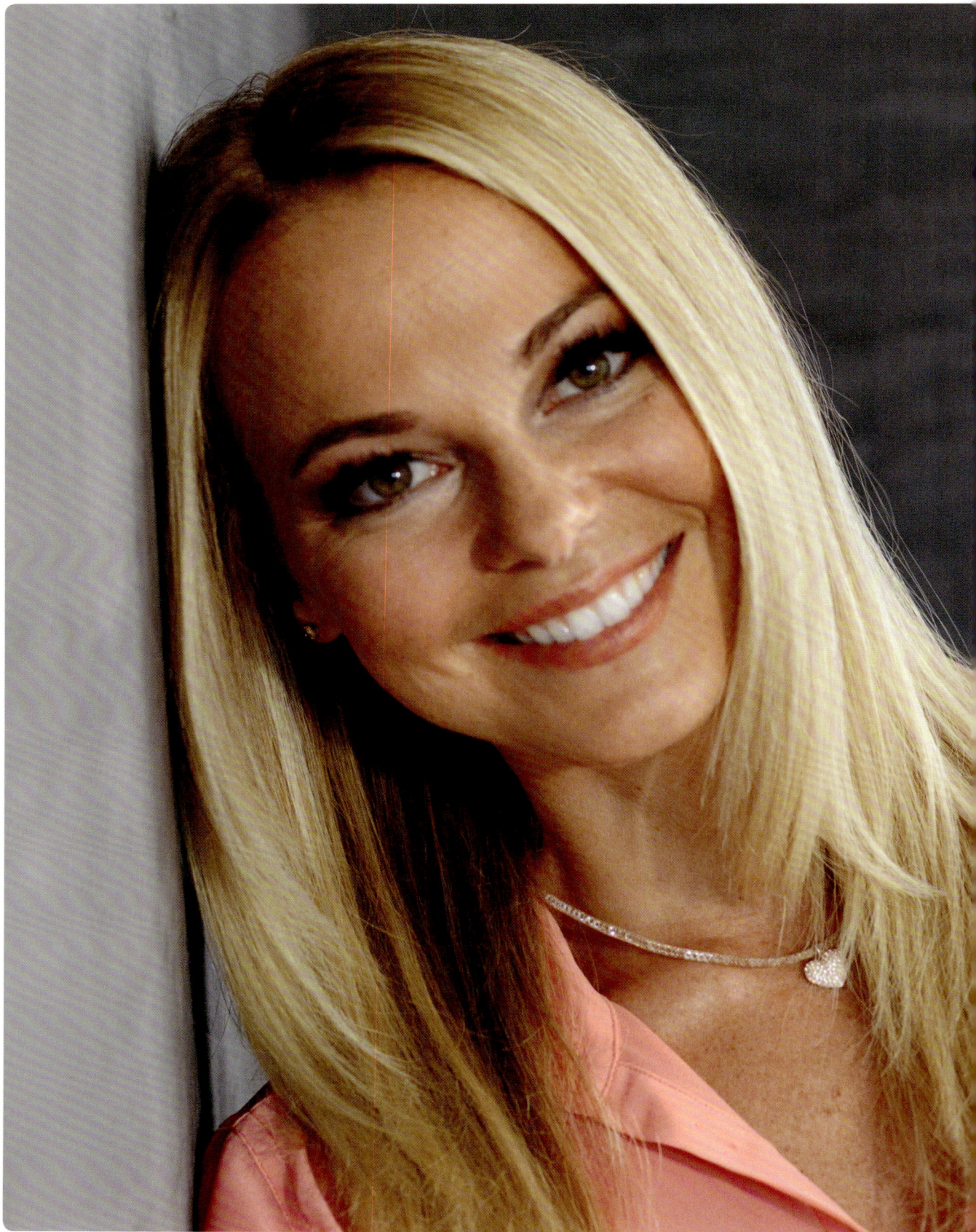

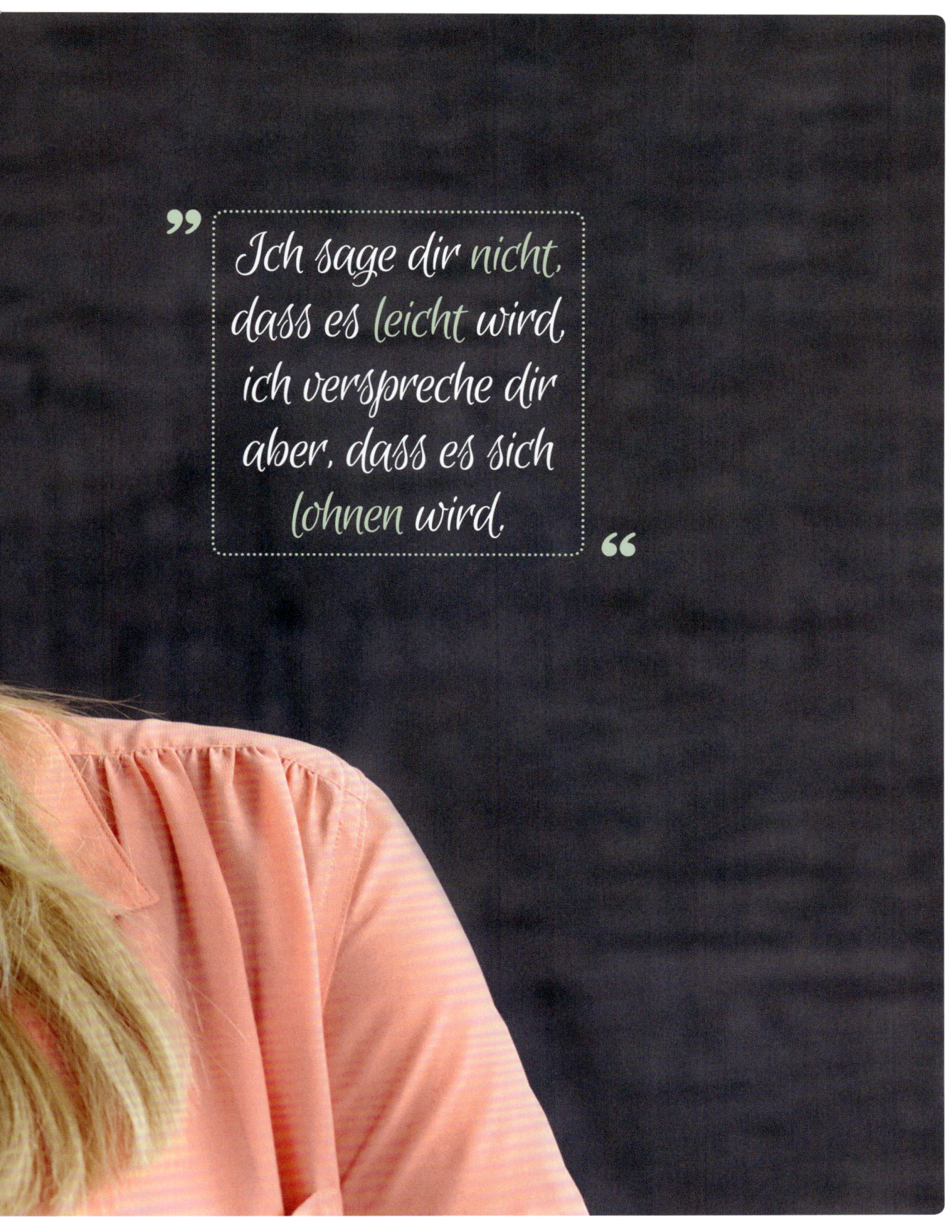

> „Ich sage dir nicht, dass es leicht wird, ich verspreche dir aber, dass es sich lohnen wird."

Ich bin unglaublich dankbar dafür, welches stabile Fundament mir meine Eltern mit ihrer Liebe und Freiheit geschenkt haben. Ich hatte es schön in meiner Kindheit, weiß um die Bedeutung von tiefer Liebe. Daraus hat sich wohl auch der Wunsch entwickelt, diese Kraft mit den Menschen zu teilen und weiterzugeben.

Zurück zu meiner Entwicklung. Meine Eltern statteten mich mit ausreichend Selbstbewusstsein aus und so packte ich gleich nach dem Abitur meine Koffer und zog von Gelsenkirchen

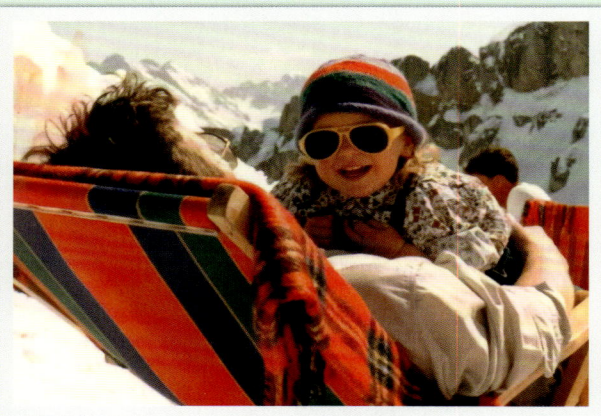

nach Köln. Ein Studium stand nicht auf meinem Zettel. Ich wollte lieber weiter in die Erwachsenenwelt, also begann ich eine Ausbildung als Hotelfachfrau. Ich spielte schon als Kind und Jugendliche gerne die Rolle der Gastgeberin und lud meine Familie zu selbstfabrizierten Galadiners ein. Dafür warf ich mich voll ins Zeug, deckte den Tisch fein ein und kochte schön. Ich war für alles verantwortlich, war meine eigene Chefin und erledigte gleichzeitig aber auch alle Arbeiten dafür. Daher schien mir diese vielfältige Ausbildung im Hotel auch ganz logisch, denn da fand ich das, was ich immer schon mochte:

Menschen auf unterschiedlichen Wegen eine gute Zeit zu schenken.

Mein Ausbildungsbetrieb war ein kleines, sehr feines Hotel, was den Vorteil hatte, dass wir viel mitgestalten konnten und schnell Verantwortung für eigene Bereiche bekamen. So lernt man natürlich am besten. Bei mir war es der Bereich Veranstaltungen und Events. Da habe ich Grundlagen gelernt, die ich bis heute gut gebrauchen kann. Die Arbeit war hart und anstrengend. Das ist keine Frage. Flitz mal so viele Stunden bis in die Nacht! Aber sie hat mich geprägt und mir viel Rüstzeug gegeben. Inklusive viel Disziplin. Ich lernte den Umgang mit verschiedenen Menschen, viele Techniken und Tools, die mich bis heute begleiten, auch im Umgang mit meinen Mitarbeitern. Wenn ich mein Leben zurückspulen müsste, würde ich das immer wieder machen.

Und deshalb wollte ich auch nach der Ausbildung den nächsten Schritt im Bereich Tourismus machen und habe mich für ein Studium in Worms entschieden. Als Studentin suchte ich mir einen Job und startete letztendlich in einem Fitnessstudio. Rückblickend war das dann schon fast der Startschuss für mein berufliches Sportlerleben.

Allerdings wollte ich damals nie in einem Fitnessstudio als Trainerin enden. Aus folgendem Grund: Ich war immer in einem inneren Konflikt, denn in den meisten Studios hatten zwar viele Leute Verträge unterschrieben, aber darunter waren etliche „Karteileichen". Vielleicht ist dir das vertraut? Ich wollte aber den Menschen dabei helfen, durch den Besuch wirklich ihr Leben zu ändern. Daran hatten jedoch nicht alle

Fitnessstudiobetreiber Interesse. Ich hatte dann schon meine Trainerausbildung gemacht und zeitgleich habe ich meinen späteren Mann Siggi dort kennengelernt, der unter anderem auch als Personal Trainer gearbeitet hat. Wir merkten ziemlich schnell, dass wir nicht nur verliebt waren, sondern auch den gleichen hohen Anspruch an unsere Arbeit hatten. Ich beendete im Eiltempo neben der Arbeit mein Studium und eröffnete parallel dazu 2010 unser eigenes Studio für Personal Training in Hessen. Ich habe für mich aber trotzdem noch mal kurz geprüft, ob ich die andere Leidenschaft, die Hotellerie, wirklich aufgeben wollte, und habe ein Gastspiel im Sales-Management im Vier Jahreszeiten Kempinski absolviert. Tolles Haus, weit weg in München, damit ich mich nicht ablenken konnte.

„Was macht mich tief in mir drin glücklicher?" Dieser Frage wollte ich unbedingt noch mal auf den Grund gehen. Und das ist auch gleich meine Frage an dich. Hast du das für dich auch ausprobieren und finden können? Oder hast du einen unerfüllten Berufswunsch?

Nach vier Monaten hatte ich meine Entscheidung: Hotellerie ist toll, aber das Personal Training gibt mir mehr. Denn es gibt kaum eine erfüllendere Aufgabe. Wir bekommen eine große Dankbarkeit der Menschen zu spüren, die mit unserer Hilfe zu einem fitteren Lebensstil gefunden haben. Zu uns kommen viele Kunden in Sachen Sport. Aber sie bringen auch andere Themen mit. Ich erlebe immer mehr Mädchen und Frauen mit Essstörungen. Und wer massives Übergewicht hat, trägt meist auch noch andere Lebensrucksäcke mit sich herum. Wir schauen ganzheitlich auf diese Person. Überflüssige Kilos zu verlieren, fitter zu werden ist schon toll, aber Menschen dabei zu unterstützen, wieder glücklicher zu werden, ist eine wunderschöne Arbeit. Daher bin ich bis heute sehr froh, mich für diesen Weg entschieden zu haben.

Nach dieser Entscheidung haben wir uns weiterentwickelt und richtig fit gemacht. Zwei Jahre lang haben wir neben unserem Studio erfolgreich internationale Bodybuilding-Wettkämpfe absolviert. Ich wollte Siggi auf diesem Weg unterstützen, indem ich mit ihm trainierte.

Siggi wurde unter anderem „Mr. Adonis". Ein wichtiges Highlight auf meinem Weg war 2012 der Titelgewinn der Zeitschrift „Fit for Fun". Als „Fitness Model of the Year" bekam ich mein erstes Covershooting und eine Fotostrecke. An diesem Punkt habe ich gemerkt, wie gerne ich auch als Model arbeite. Der Startschuss für meine TV-Karriere. Es folgten noch viele Titel, aber dieser war wahrscheinlich der wichtigste.

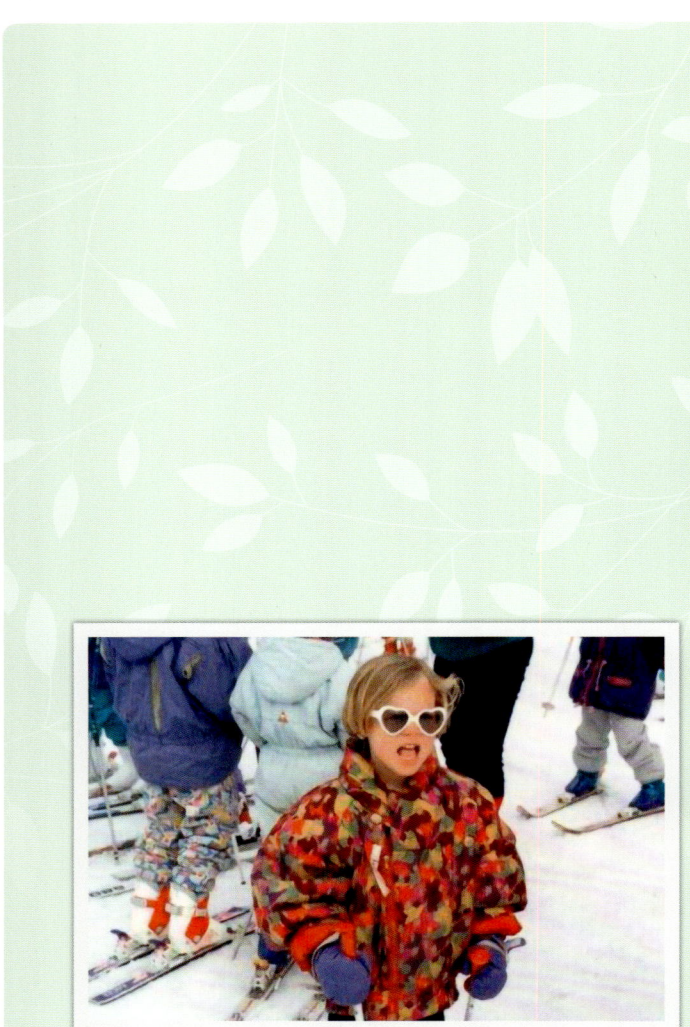

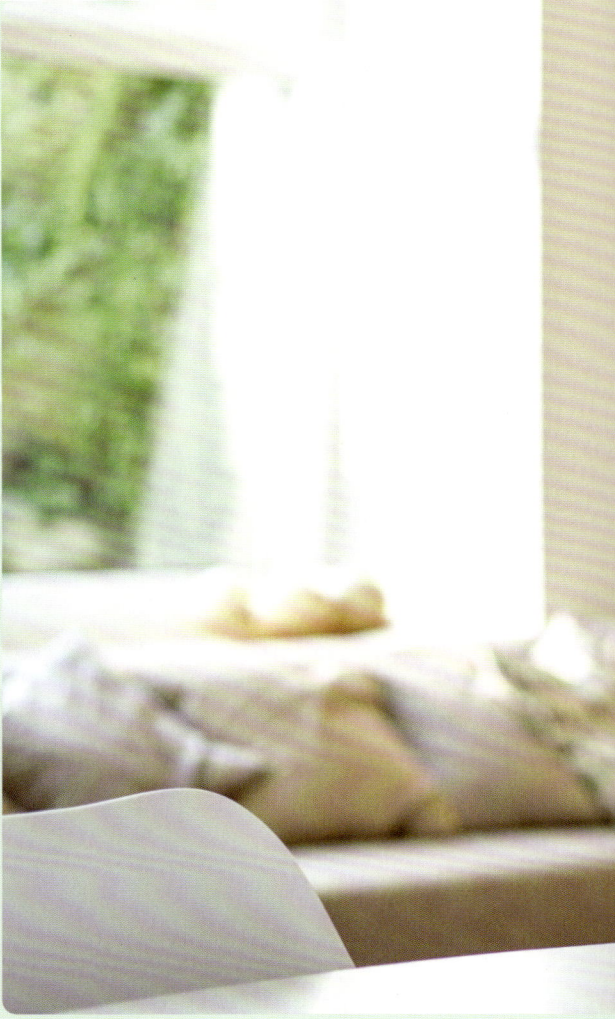

An diese Zeit denke ich auch deshalb gerne zurück, weil die Qualität unserer Partnerschaft durch diese gemeinsame Leidenschaft gesteigert wurde. Was für ein Geschenk, so einen Mann zum Partner zu haben, der tatsächlich Partner auf allen Ebenen ist. Das war eine spannende Phase, aber nach einer gewissen Zeit spürten wir beide, dass wir mehr Tiefe in unsere Arbeit bringen wollten. Weg von der Optik, die sehr oberflächlich ist, hin zur inneren Veränderung. Ich habe in dieser Vorbereitung die Ernährung im Bodybuilding hinterfragt und

daraus ist die tiefere Beschäftigung mit dem Thema entstanden.

Letztendlich entwickelte ich aus dieser Erfahrung heraus mein erstes eigenes Ernährungsprogramm SPAme. Heute arbeiten wir vollkommen ganzheitlich mit unseren Kunden zusammen. Denn der Weg zu einem gesunden Körper führt über das richtige Mindset, ein Grundwissen über Ernährung und eine individuelle sportliche Beratung.

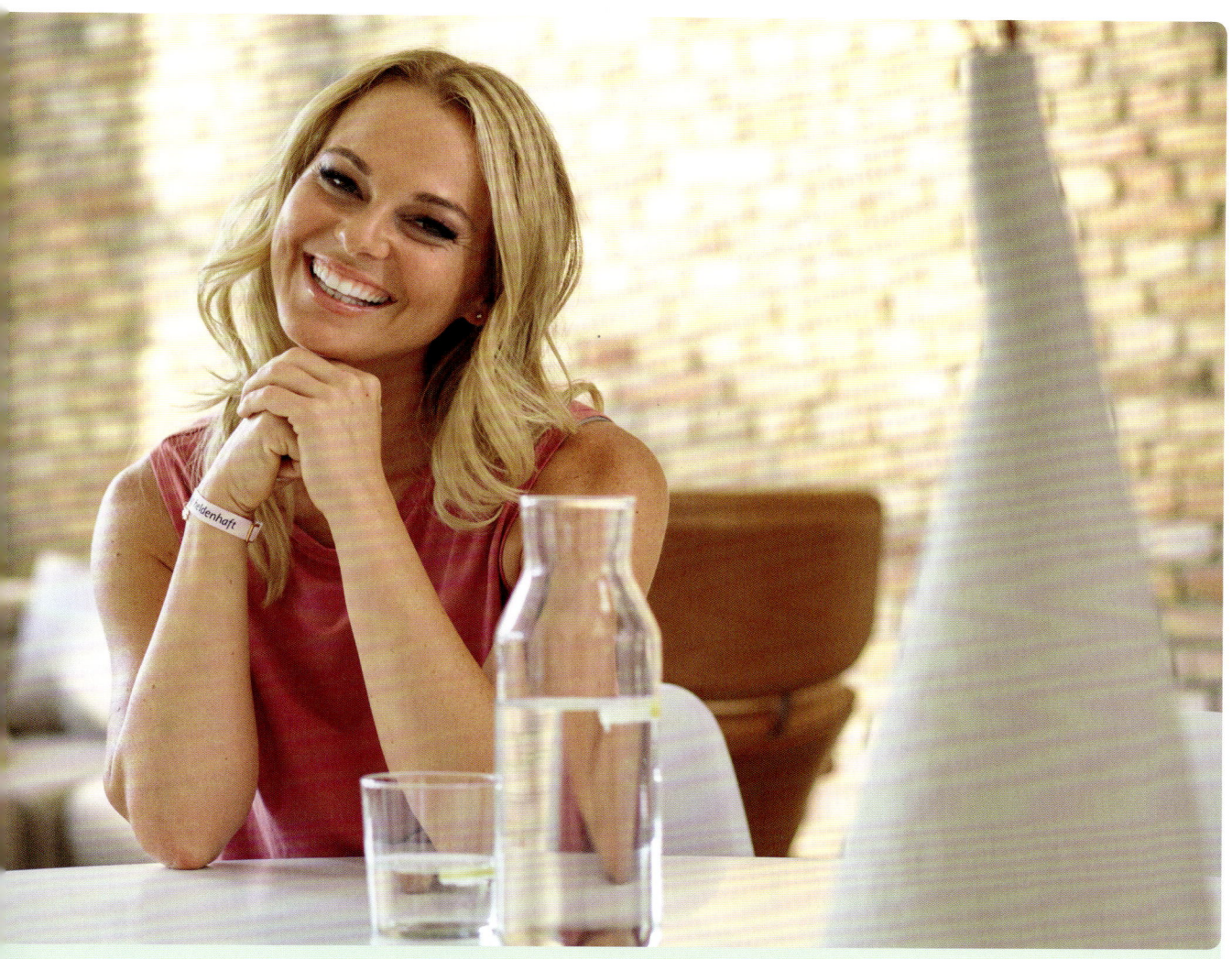

Wenn ich jetzt auf meinen Weg zurückblicke, sehe ich wohl die Weichen, die zu meiner heutigen Berufung geführt haben. Ich bin immer sehr geliebt worden, und daher ist es mir auch eine Herzensangelegenheit, Menschen mit Liebe auf ihrem Weg zu einem fitteren und gesünderen Leben zu begleiten. Und ich weiß auch, dass das nicht selbstverständlich ist. Auch durch meine Arbeit als Trainerin und Coach bei „The biggest Loser" habe ich viele Menschen erlebt, die es nicht leicht hatten. Ich bin durch und durch positiv. Das Geschenk meines Lebens hat mich dazu gebracht, das Positive in die Welt hinauszutragen. Und deswegen möchte ich dich an dieser Stelle noch einmal herzlich einladen, mir auf deinem Veränderungsweg zu folgen.

# Ganz.Schön.Gesund.

Du willst endlich wissen, wie es sich anfühlt, fit und gesund zu sein. Du wagst einen Neuanfang und ich bin dabei an deiner Seite. Deine Reise beginnt im Kopf. In diesem Kapitel wollen wir deine Ziele neu definieren. Dein „Warum", deine Träume finden und Blockaden auslöschen. Die alten Glaubenssätze, die dich daran hindern, werden wir an dieser Stelle auflösen und endgültig loslassen. Komm mit mir, ich helfe dir dabei, dein persönliches „Happy" zu finden.

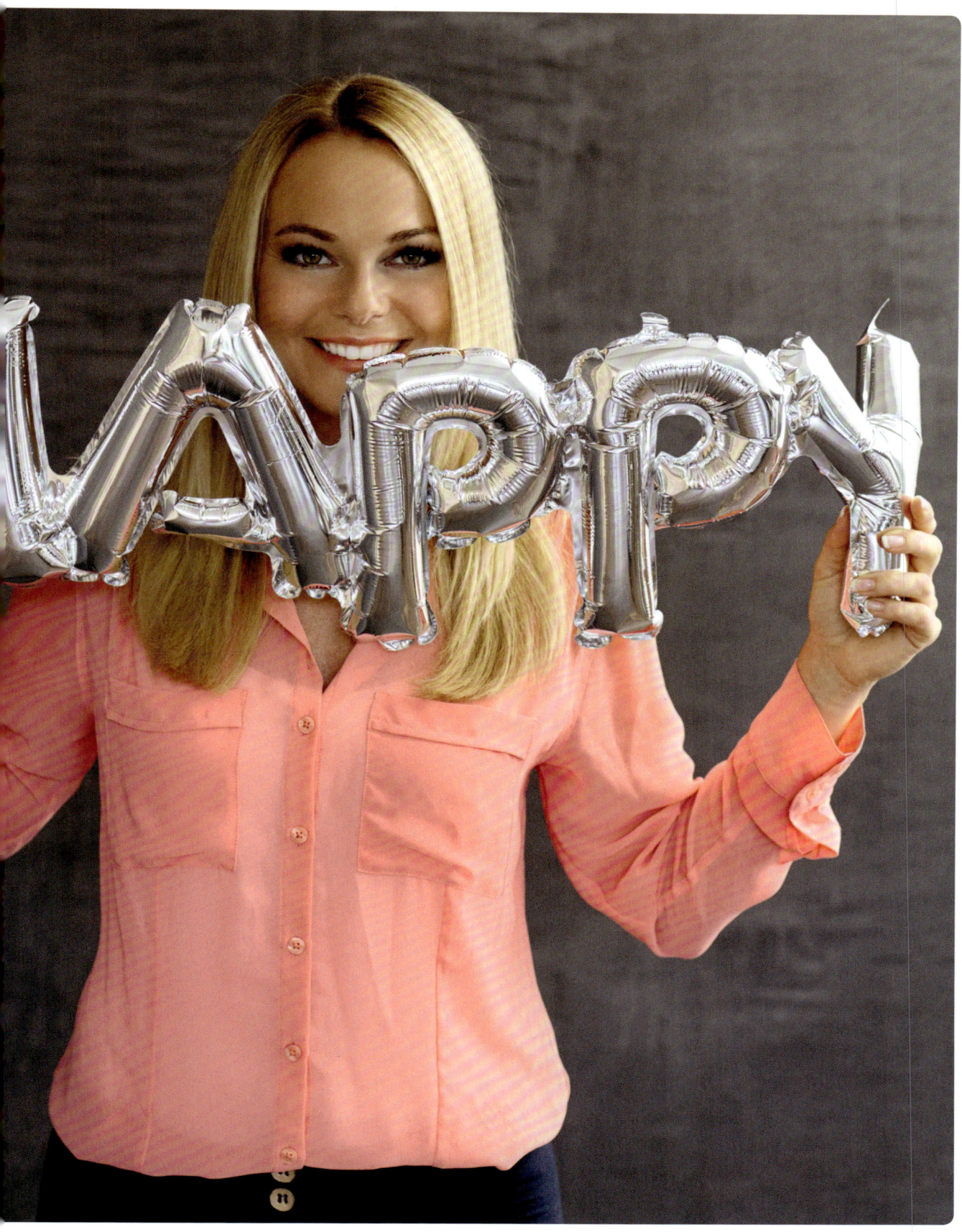

# Reflexionsfragen Ziele

Nimm dir die Zeit und schreib auf, was du gerne für dich erreichen möchtest.

○ Aus welchen konkreten Gründen hast du dieses Buch für dich ausgesucht?

........................................................................................................

○ Möchtest du an einem Thema arbeiten oder auch das Drumherum anschauen?

........................................................................................................

○ Welches Ziel würdest du gerne sportlich erreichen?

........................................................................................................

○ Was würdest du gerne in Sachen Ernährung lernen und anders machen?

........................................................................................................

○ Wann hast du das letzte Mal etwas zum ersten Mal gemacht?

........................................................................................................

○ Welche Träume würdest du dir gerne erfüllen?

........................................................................................................

○ Bist du zufrieden mit deinem Beruf und deinem Umfeld?

........................................................................................................

○ Wofür hättest du gerne mehr Zeit?

........................................................................................................

○ Was hindert dich daran, ein erfülltes, gesundes & bewegtes Leben zu führen?

........................................................................................................

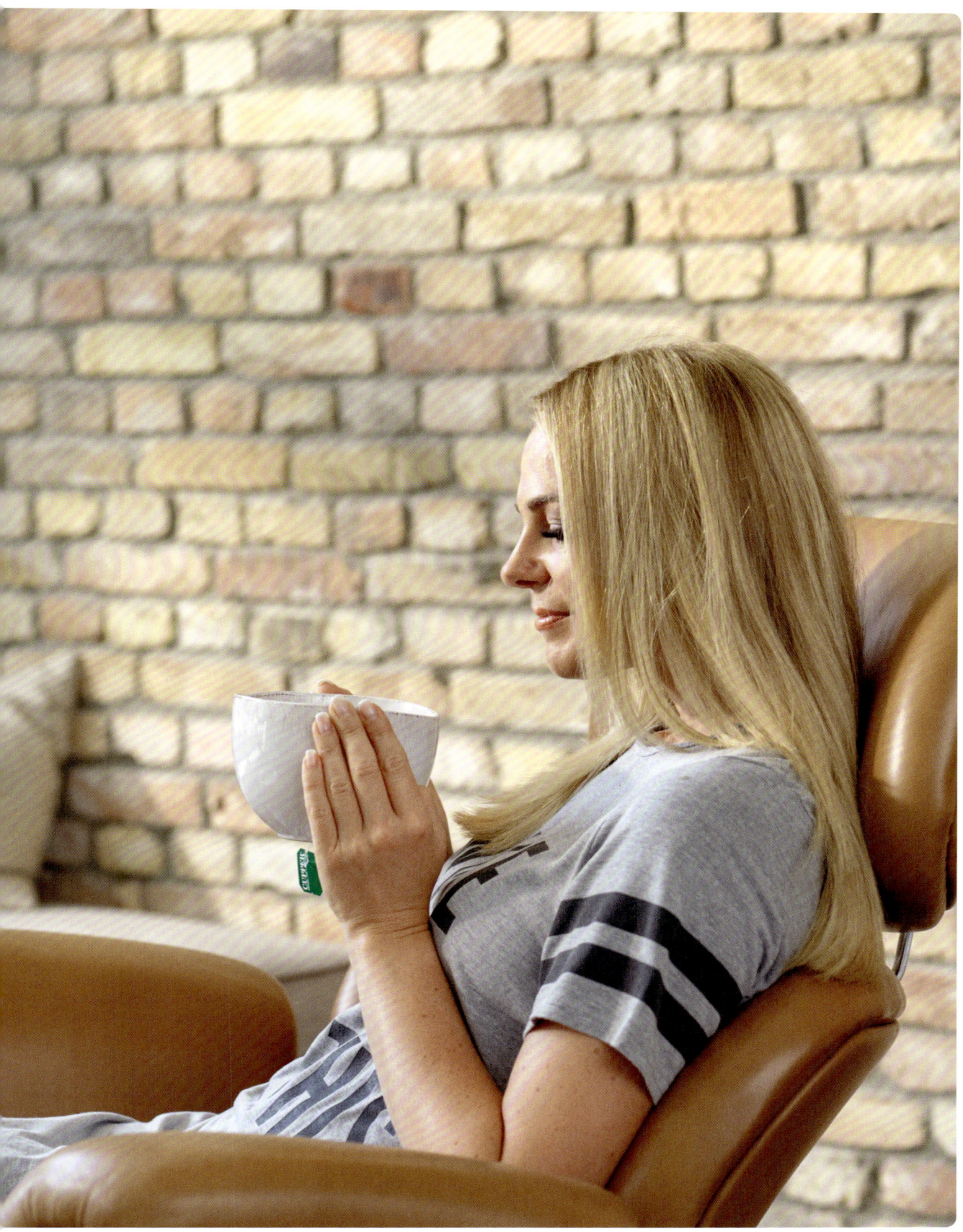

# Finde dein Warum!

## Es wird einen Grund haben, warum du dieses Buch gekauft hast

Vielleicht ist er offensichtlich, weil du schon weißt, dass du mehr Bewegung in deinem Leben haben möchtest. Aber vielleicht schlummert da ja noch mehr. Oft hängt das eine mehr mit dem anderen zusammen, als es auf den ersten Blick scheint.

Hast du etwas, was dir viel bedeutet, was dich antreibt? Oder vielleicht bist du noch auf der Suche, bist unzufrieden, traurig oder einsam. Es kann sein, dass du es nicht leicht hast in deinem Leben. Die Arbeitsdichte in unserem Alltag nimmt zu, auf der anderen Seite finden viele Menschen auch keinen Job mehr, der sie ernährt. Mütter leiden unter der Doppelbelastung von Familie und Beruf. Alleinerziehende müssen das solo stemmen. Wohnungsnot in den Ballungsräumen, politisch unruhige Zeiten, Klimawandel. So viele Themen, die uns beunruhigen, bewegen. Manche resignieren darüber, fühlen sich machtlos angesichts der großen Themen, lenken sich ab mit Konsum. Ich bin keine Zauberin und kann leider nicht die Lösung für alle diese Problemfelder bieten. Aber ich möchte dir helfen, die Perspektive zu wechseln. Schau doch mal weg von dem Schweren und finde, was positiv ist in deinem Leben. Ich schwöre, dass es etwas gibt. Das hat nicht immer mit viel Geld oder vielen Klamotten zu tun. Ganz im Gegenteil. Wenn du Familie, Kinder oder ein Haustier hast, ist das Kostbarste ganz nah. Liebe ist der wichtigste Treibstoff für die Menschheit. Die zweite wertvolle Währung in unserem Leben ist Zeit.

Was ich dir ans Herz legen möchte: Du hast dieses eine Leben. Es ist begrenzt. Das ist sicher. Umso wichtiger ist es, deine Lebenszeit mit Liebe und Zufriedenheit zu füllen. Finde, was dich glücklich macht. Der erste Schritt dazu ist es, darüber nachzudenken. Wenn du zu große Baustellen hast, hole dir Hilfe. Prüfe, wohin deine Energie geht. An Freunde, die den Namen nicht verdient haben? An Menschen, die dir nicht guttun? An Arbeitskollegen oder Chefs, die Druck ausüben, dich ausbeuten und als Person nicht achten?

Werde zur Gestalterin deines Lebens! Gerade wenn du unzufrieden bist mit deinem persönlichen Verhalten oder dem, was um dich herum geschieht. Du bist die Einzige, die das verändern kann. Wenn du von der Couch aufstehst, auf der du viel Lebenszeit lässt, und dich stattdessen bewegst, wird das mehr bringen als „nur" Fitness. Es macht deinen Kopf frei, es erfüllt dich mit Frische und Energie. Und das wird dir dabei helfen, auch dein Drumherum richtig in den Blick zu nehmen. Finde dein Warum!

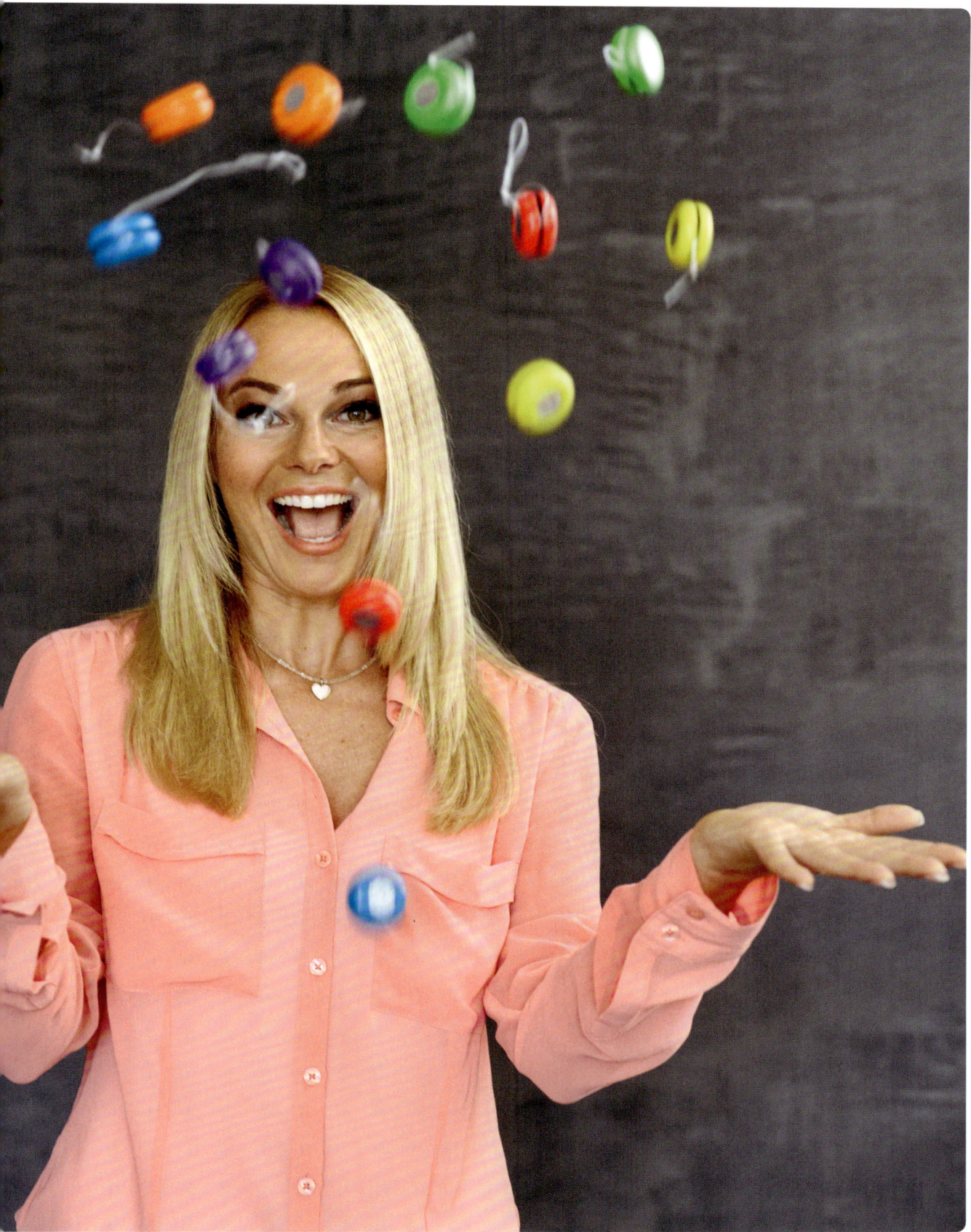

# Hör auf, dich schlecht zu fühlen!

## Geht es dir auch so?

Du siehst verschiedene Nahrungsmittel in den Auslagen liegen und hast gleich Vokabeln dazu im Kopf, die „gesund" oder „ungesund" vermelden. Andauernd wird eine neue Diät gehypt, die dann nicht funktioniert, was du als Scheitern erlebst. Du isst eine Tüte Chips mit Genuss, aber in dir tobt auch das schlechte Gewissen. In deinem Instagram-Account siehst du viele durchtrainierte Körper, zeitgleich spürst du eine Sehnsucht danach und das Gefühl des Versagens. Du stehst in der Umkleidekabine, fühlst dich hässlich und nicht liebenswert. Wenn ich dich bitten würde, aufzuschreiben, was du an dir schön findest, rollst du wahrscheinlich mit den Augen und denkst: „Nichts!" Warum ich das weiß? Weil es den meisten Menschen so ergeht. Das wurde sogar wissenschaftlich untersucht. 91 Prozent aller deutschen Frauen sind beispielsweise laut einer Studie nicht mit ihrem Aussehen zufrieden. Egal, ob sie über- oder normalgewichtig sind. Wir können wie aus der Pistole geschossen unsere vermeintlichen Schwachstellen aufzählen, aber beachten kaum, was an uns schön und einmalig ist.

Ich könnte die Liste noch beliebig fortführen. Worauf ich aber eigentlich hinauswill, ist, dass wir uns den ganzen Tag durch äußere Einflüsse oder tief verwurzelte Glaubenssätze schlecht fühlen. Das gilt für jeden Bereich: Ernährung, Sport, Aussehen, Lifestyle. Das finde ich traurig. Den ganzen Tag bewerten, vergleichen wir uns oder kommen automatisch in ein negatives Gefühl. Oft wird uns das gar nicht so bewusst. Die Daumen, Herzchen, die lachenden oder wütenden Icons in den Social-Media-Kanälen verursachen übrigens auch diesen Effekt. Doch zu diesem Bereich mehr im Kapitel „Zeiträuber" auf Seite 34.

Zurück zum schlechten Gefühl und wie wir den ganzen Tag im Bewertungsmodus sind, ohne es wirklich wahrzunehmen. Mit diesen Aufzählungen möchte ich dir vor Augen führen, was diese Ansammlung von negativen Gefühlen mit deiner Persönlichkeit macht. Und dich außerdem daran hindert, neue Dinge zu probieren und dein Verhalten zu verändern.

Erst wenn es dir überhaupt bewusst wird, kannst du anfangen, es zu stoppen und in eine andere Richtung zu lenken. Das ist ein großer Schritt auf deinem Veränderungsweg. Dann kannst du auch eine Stufe weitergehen, nämlich viele deiner Klischees und Bewertungen in Sachen Ernährung, Sport oder Lifestyle abzulegen. Versuche doch mal, dich auf neutral zu stellen. Streiche Begriffe wie dick, hässlich, ungesund, schlecht usw. aus deinem Wortschatz und öffne dich damit für deinen neuen Weg.

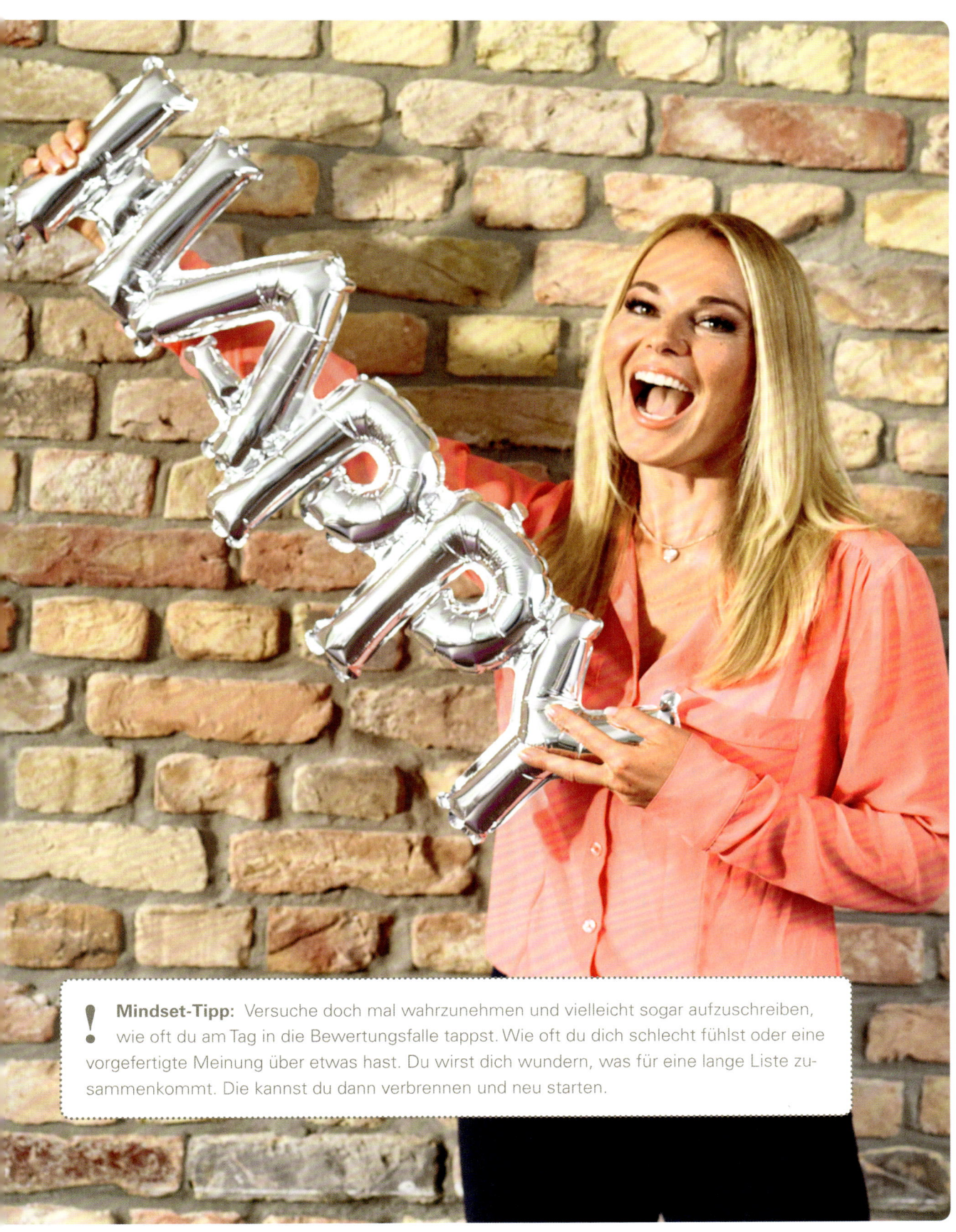

! **Mindset-Tipp:** Versuche doch mal wahrzunehmen und vielleicht sogar aufzuschreiben, wie oft du am Tag in die Bewertungsfalle tappst. Wie oft du dich schlecht fühlst oder eine vorgefertigte Meinung über etwas hast. Du wirst dich wundern, was für eine lange Liste zusammenkommt. Die kannst du dann verbrennen und neu starten.

# Schalter umlegen

## Wie oft hast du an Silvester schon geschworen, ...

... mehr Sport zu machen, gesünder zu leben oder dir etwas Schädliches, wie das Rauchen, abzugewöhnen? Wie oft hat es nicht geklappt? Wenn dir das gelungen wäre, würdest du wahrscheinlich nicht dieses Buch nutzen. Aber kein Grund sich schlecht zu fühlen, denn du bist damit wahrlich nicht allein. Das liegt nicht daran, dass du vielleicht zu schwach dafür bist. Es ist nämlich richtig schwer, seine Gewohnheiten zu verändern.

Deshalb scheitern wir auch so oft. Untersuchungen haben ergeben, dass man etwas Neues ungefähr 30 Tage durchziehen soll. Dann erst würden wir es als neue Gewohnheit langsam in Routine verwandeln.

Viele Dinge tun wir ein Leben lang, ohne groß darüber nachzudenken, warum wir sie eigentlich machen. Wir werden geprägt durch unser Elternhaus, durch unsere Umgebung, durch Medien, durch die Gesellschaft. Einige Gewohnheiten übernehmen wir, anderes schleicht sich ein. Überleg mal, wie viele Tätigkeiten wir täglich ausüben, über die wir gar nicht mehr nachdenken. Zähne putzen ist so etwas. Das machen wir automatisiert, weil es sich verankert hat. Kleidung anziehen. Sogar bestimmte Bewegungsabläufe haben wir als Handlung verinnerlicht. Ganz eng verknüpft mit den Gewohnheiten sind Rituale. Sie leiten uns durch den Tag, an ihnen orientieren wir uns, sie geben Halt. So unauffällig, dass wir gar nicht mehr darüber nachdenken müssen. Wie können wir diese Effekte nutzen, um uns doch an Sport zu gewöhnen und den großen inneren Schweinehund an die Leine zu bekommen?

Zunächst indem du aufhörst, dich schlechtzumachen. Fang einfach neu an. Mit diesem Buch startest du einen neuen Versuch. Hake die vorhergegangenen ab. Wenn du erneut scheiterst, fange wieder neu an. Jeder Tag ist ein neuer Tag. Vielleicht startest du eine 30-Tage-Versuchs-Challenge? Setze dir nicht zu hohe Ziele. Oft gehen wir übermotiviert an unsere Vorhaben heran. Plötzlich geht die Couch-Potato viermal pro Woche zum Fitnesstraining. Aber nach zwei Wochen ist die Luft schon wieder raus. Nein, feiere dich auch für ganz kleine Schritte. Wer nie Sport gemacht hat und plötzlich jeden Tag zehn Minuten meine Übungen auf der Matte macht – großartig! Finde heraus, welche Wachstumseinheit besser zu deinem Wesen passt. Lieber fünfmal zehn oder zweimal 20 Minuten? Keine Cola mehr gekauft, Wasser noch nicht geschafft, aber dafür jetzt eine selbstgemischte Apfelschorle? Auch schon ein Gewinn. Die Strategie der kleinen Schritte wird dich auch zum Ziel führen, denn wichtig ist es erst einmal, den Wandel einzuläuten und erste Veränderungen zu festigen.

Lobe dich! Lobe dich jedes Mal, wenn du dich überwunden hast. Sei liebevoll im Umgang mit dir. Das Leben ist oft schon anspruchsvoll genug, da müssen wir nicht auch noch auf uns einhauen, wenn wir eine Hürde nicht genommen haben. Ich glaube an die Kraft des Lobes und des positiven Denkens. Finde heraus, was dich mitziehen und unterstützen kann. Brauchst du eine Partnerin, die dich an die Sportzeit erinnert? Belohne dich mit etwas Schönem, wenn du wieder etwas geschafft hast. Fühle dich wertvoll und geliebt, weil du Zeit in dich investiert hast!

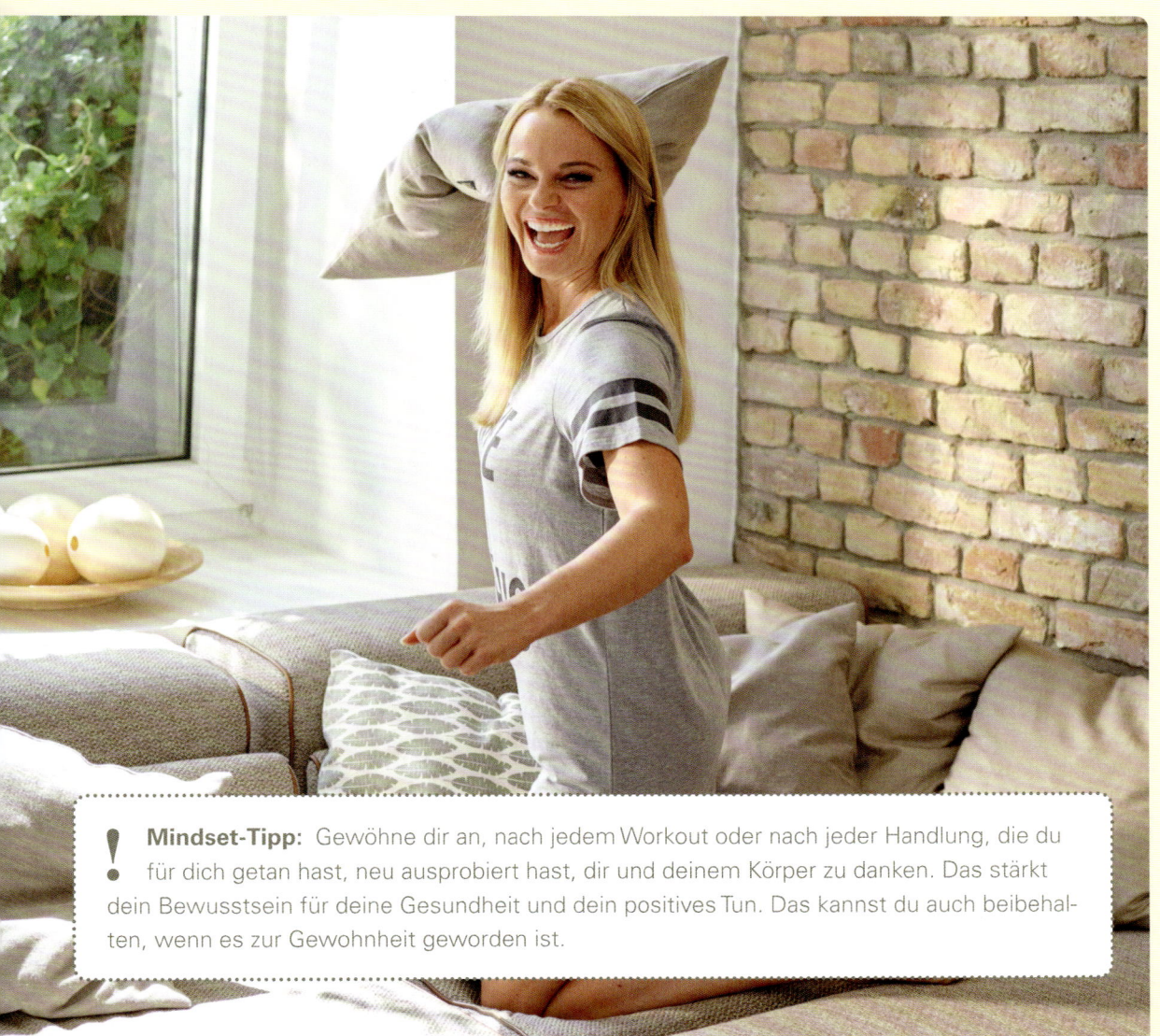

**❗ Mindset-Tipp:** Gewöhne dir an, nach jedem Workout oder nach jeder Handlung, die du für dich getan hast, neu ausprobiert hast, dir und deinem Körper zu danken. Das stärkt dein Bewusstsein für deine Gesundheit und dein positives Tun. Das kannst du auch beibehalten, wenn es zur Gewohnheit geworden ist.

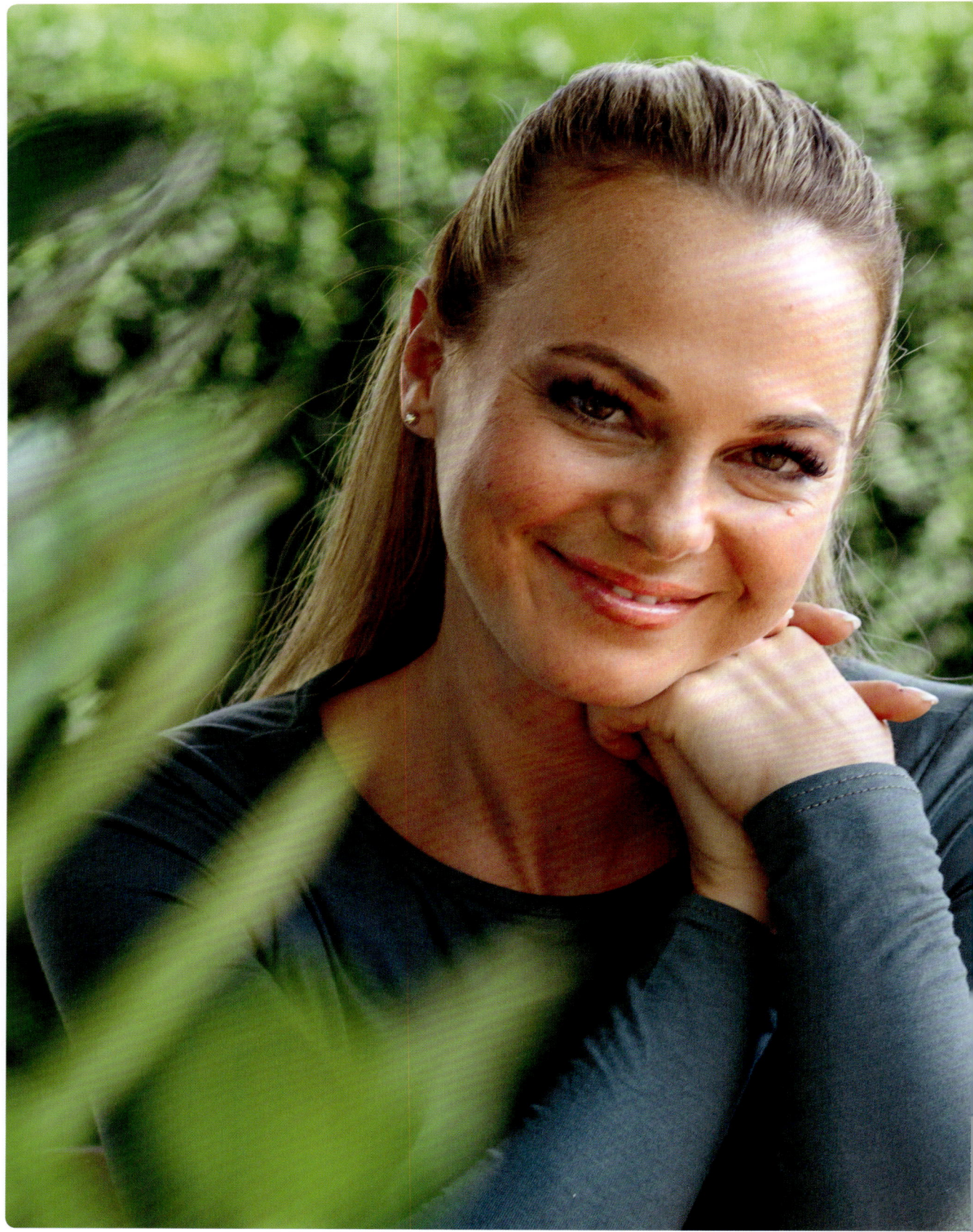

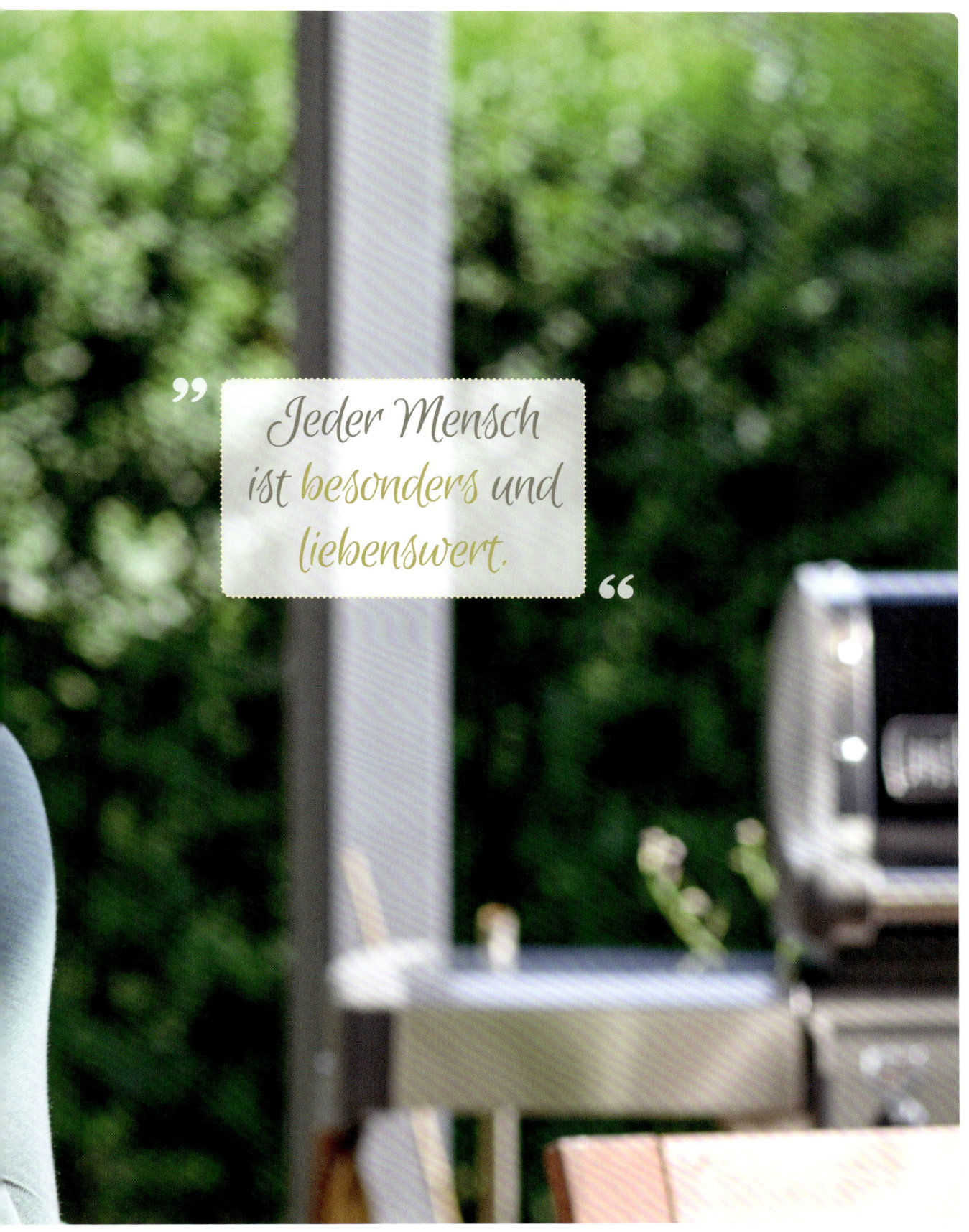

"Jeder Mensch
ist besonders und
liebenswert."

# Schenke dir „Ich-Zeit"

„Ich habe keine Zeit!"

Das ist ein häufig genanntes Argument, um keinen Sport zu machen. Ich stelle dir eine Frage: Warum nimmst du dir nicht die Zeit für dich? Deine „Ich-Zeit". Natürlich kenne ich dieses Gefühl, wenn der Tag zu wenige Stunden hat und die Zeit wie in einer Sanduhr davongerieselt ist. Aber ist dieses Gefühl, keine Zeit zu haben, auch eine Tatsache? Mach doch mal einen Test. Versuche, genau zu beobachten, wie du deine Zeit verbringst. Dafür kannst du in einem Stundenplan schon fixe Termine eintragen, also Schul-, Studien-, oder Arbeitszeiten. Es kommen sicherlich weitere Punkte dazu. Nehmen wir eine Spanne von 8 bis 16 Uhr, da sind dann acht Stunden mit dem, was deine Hauptbeschäftigung ist, drin. Kommen vielleicht noch täglich vier Stunden mit Kindern, Haushalt, Hobbys, Freunden und Ausruhen dazu. Nehmen wir zusätzlich an, dass du gegen 23 Uhr ins Bett gehst und morgens eine Stunde vor der Arbeit für die Vorbereitung brauchst. Dann blieben tatsächlich jeden Abend noch drei Stunden zu deiner Verfügung. Wenn du morgens um 6 Uhr aufstehen würdest, sogar vier Stunden. Mal fünf macht das 20 Stunden und da ist das Wochenende nicht eingerechnet! Du könntest selbst mit Familie 30 Stunden rausholen, um Zeit nur für dich zu haben. Hättest du damit gerechnet?

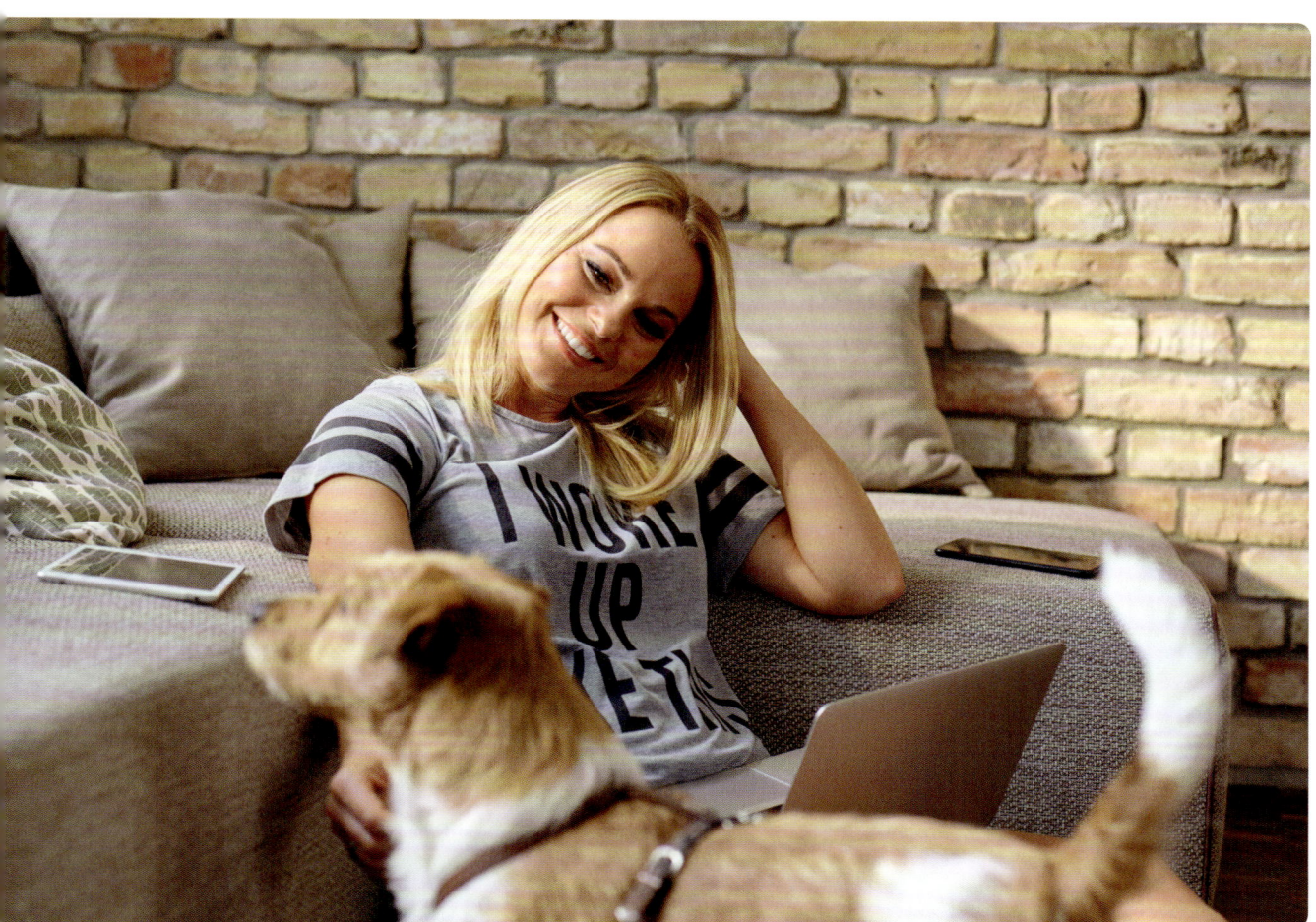

Ich glaube, dass es immer wieder Sinn macht, einen Stundenplan aufzuschreiben, um den Zeiträubern auf die Schliche zu kommen. Tatsächlich habe ich hier ja noch nichts von TV- und Handynutzung geschrieben. Ich gehe darauf ausführlicher im Kapitel „Zeiträuber" auf Seite 34 ein.

Zurück zu deiner Zeitfülle. Selbst wenn in deiner Lebenssituation die eine oder andere Stunde noch wegfällt, bleiben dir jede Menge Stunden für dich. Es kommt eben immer auf die Perspektive an, von der aus man die Dinge betrachtet. 30 Stunden nur für dich – das fühlt sich doch wirklich wundervoll an, oder? Selbst

wenn du fünf Stunden Sport wöchentlich einplanst, bliebe noch reichlich Zeit übrig. Wann hast du das letzte Mal Zeit einfach vertrödelt, in die Wolken geschaut, dem Regen beim Regnen zugesehen oder deinen Gedanken nachgehangen? Fülle die Zeit gerne auch mit Stille und Leere, lebe den Moment. Das ist achtsam und entschleunigt. Vielleicht ist das jetzt genau der richtige Moment, um dein persönliches Zeitkontingent noch einmal unter die Lupe zu nehmen. Fülle deinen Zeitplan mit Dingen, für die du dir sonst keine Zeit genommen hast.

# Deine Träume und Ziele sichtbar machen

## Vielleicht nimmst du schon jetzt eine Veränderung wahr

Deine Reise hat tatsächlich begonnen, auch wenn noch gar nicht so viel passiert ist. Wir haben immer wieder die Themen „Gewohnheiten verändern" und „dranbleiben" auf dem Zettel. Ich möchte dir ein weiteres Werkzeug vorstellen, mit dem du deine Ziele erreichen kannst. Indem du sie sichtbar machst.

Hast du schon mal von einem Visionboard gehört? In dem englischen Begriff steckt auch das deutsche Wort Vision drin. Vision oder auch Träume. Vor lauter Alltag verlieren wir diese manchmal aus den Augen und haben nicht einmal die Zeit, überhaupt noch über unsere Träume nachzudenken. Erinnerst du dich noch an die Träume deiner Kindheit? Kinder sind wunderbar, sie träumen groß und ohne Grenzen. Sie denken nicht über die Wenns und Warums nach, sondern hauen einfach raus. Vielleicht gelingt es dir, diese Unbeschwertheit ein Stück zu aktivieren. Meine Reflexionsfragen in den einzelnen Kapiteln sind auf jeden Fall eine gute Hilfestellung, um den Denkprozess in Gang zu bringen. Aber du kannst dem Thema Träume gerne eine Extraportion Zeit schenken.

Hol dir schöne Zeitschriften zusammen oder vielleicht hast du passende Postkarten gesammelt. Ich habe ein Visionboard aus Kork, das lässt sich immer wieder neu bestücken.

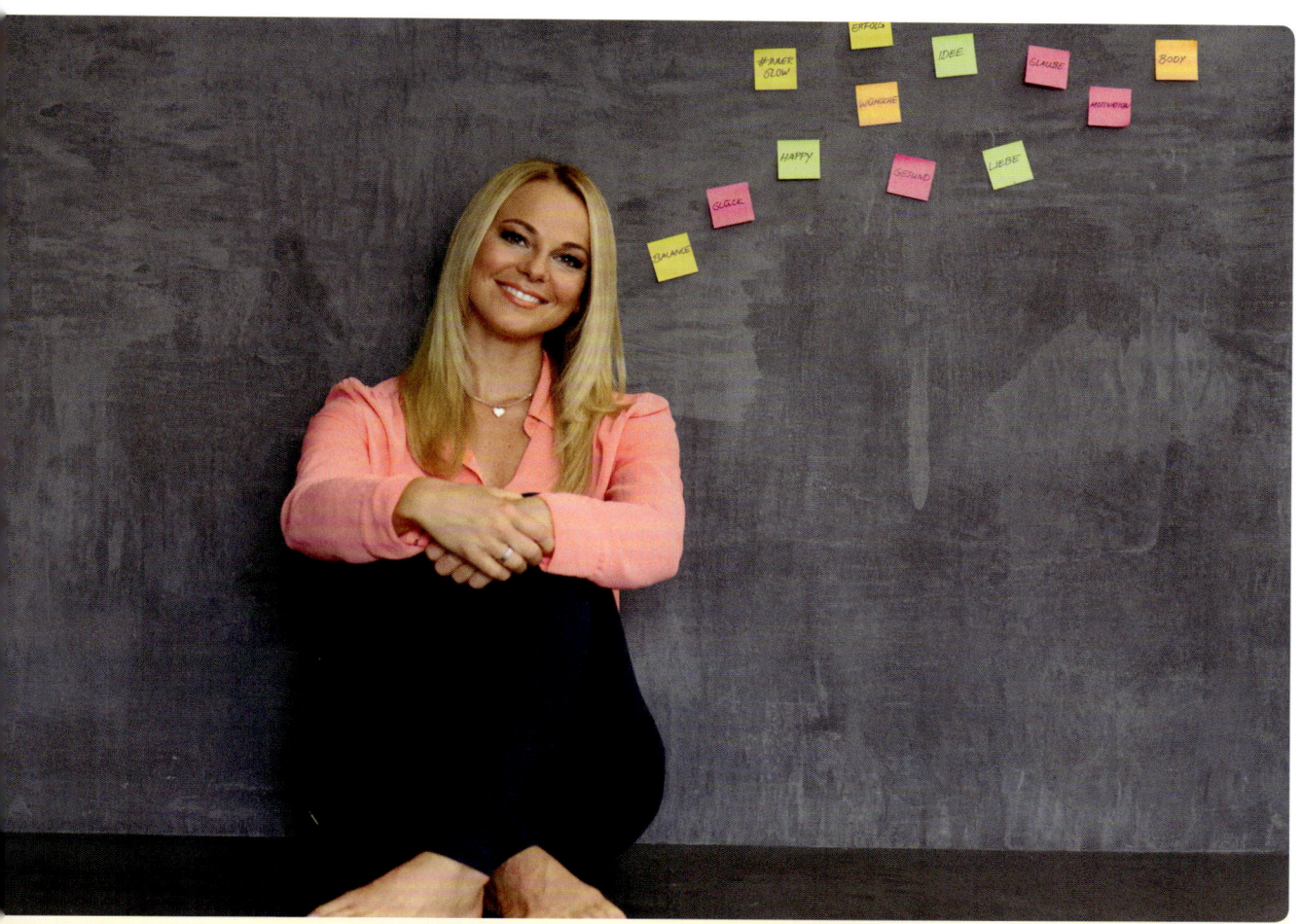

Es gibt auch Stoffboards, bei denen man die Karten und Bilder hinter Gummibändern feststecken kann. Du kannst visualisieren, wie du dein neues „Ich" siehst, wenn du mit deinem „Jetzt" nicht zufrieden bist. Wenn du dich körperlich verändern möchtest, dann formuliere die Gedanken und Ziele dazu. Träume dich sportlich und gesünder. Wie siehst du dich in der Zukunft? Vielleicht gibt es noch ein Bild von dir aus der Vergangenheit, wo du dich besonders mochtest. Aber du darfst auch in die Zukunft schauen. Vielleicht möchtest du eine Reise machen, den Job wechseln, einen Partner haben. Du wirst mit Sicherheit die passenden Fotos, die du ausschneiden kannst, oder Postkarten

finden. Schreibe eventuell ein paar Motivationssprüche dazu oder ein Zieldatum. Hänge dieses Board sichtbar an einer prominenten Stelle in deinem Zuhause auf, damit du deine Träume immer im Blick hast. Ich mache das jedes Jahr entweder in der Adventszeit oder zum Beginn eines Jahres. Ich lasse auch immer Platz, weil ja noch Träume und Ziele im Laufe der Zeit dazukommen dürfen.

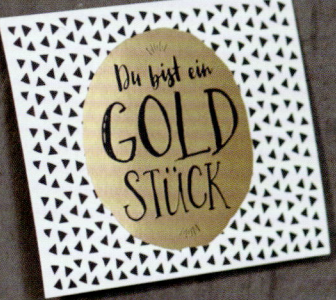

# Ganz. Schön. Motiviert.

Die ersten Hürden sind genommen. Jetzt schauen wir, wo wir in deinem Alltag ansetzen können, damit du den Weg zu mehr Fitness und Gesundheit beständig weitergehen kannst. Wo lauern die Zeiträuber, was engt dich ein und hindert dich auf diesem Weg? Wovon hast du viel zu viel, was darf gehen und was soll bleiben? Ich möchte dir zeigen, wie du mehr Zeit für dich gewinnst und zu einem neuen Lebensgefühl findest. Was kannst du außerdem verändern, um dieses Mal wirklich dranzubleiben?

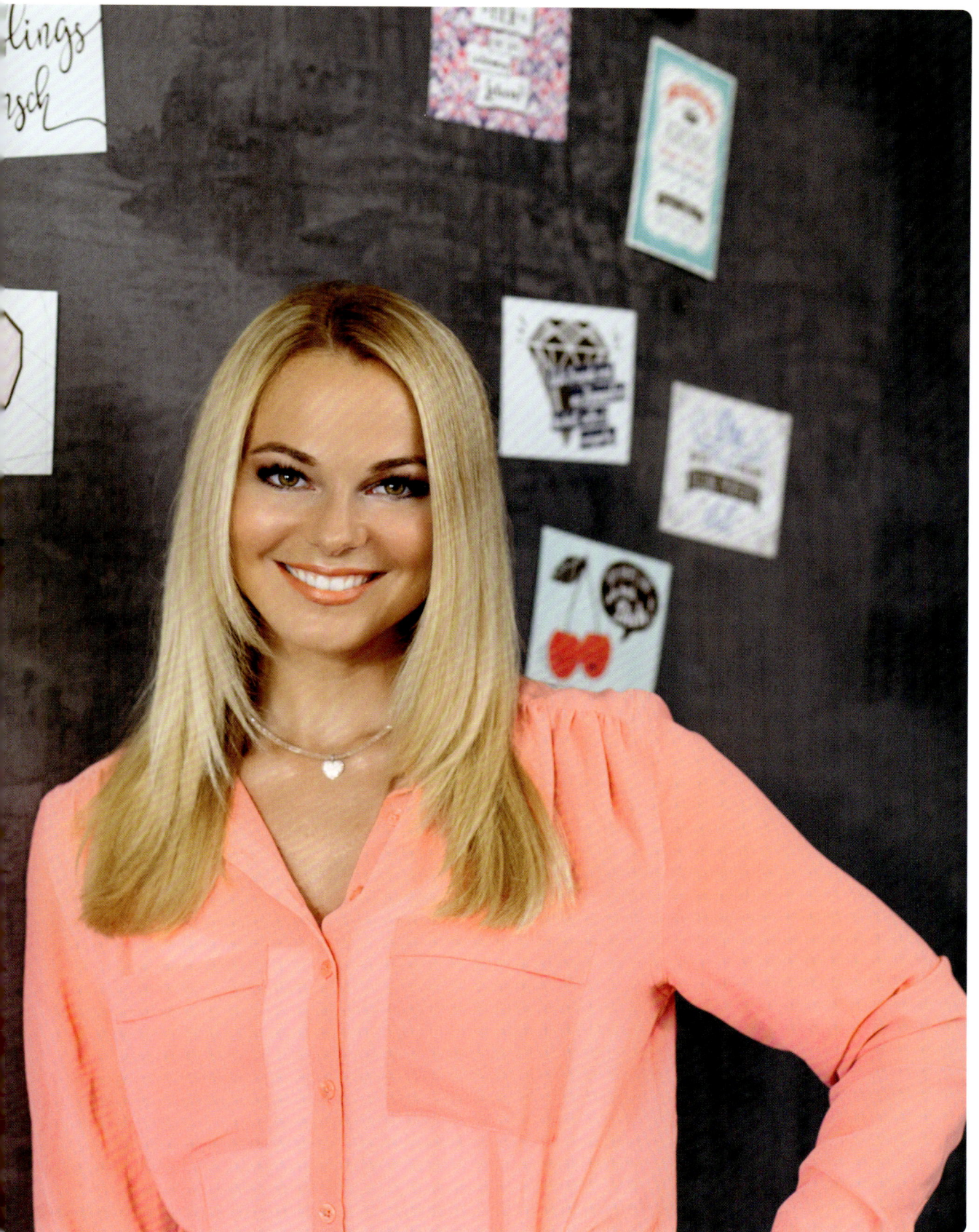

# ✎ Reflexionsfragen Motivation

Deine Ziele hast du formuliert, nun schauen wir auf deinen Weg, um diese zu erreichen.

○ Was ist deine größte Baustelle? Womit möchtest du anfangen?

......................................................................................

○ Welche Glaubenssätze sind tief in dir verankert?

......................................................................................

○ Wie bewusst gehst du mit deiner Lebenszeit um?

......................................................................................

○ Wie viel Zeit verbringst du vor Bildschirmen?

......................................................................................

○ Was wäre schlimmer: Handy weg oder Freunde weg?

......................................................................................

○ Was könnte dir helfen, deine Ziele zu verfolgen und dranzubleiben?

......................................................................................

○ Wie verhält es sich mit Konsum? Schränke voll und trotzdem nicht erfüllt?

......................................................................................

○ Investierst du in dich und deine Gesundheit?

......................................................................................

○ Was würdest du tun, wenn du nur noch ein Jahr zu leben hättest?

......................................................................................

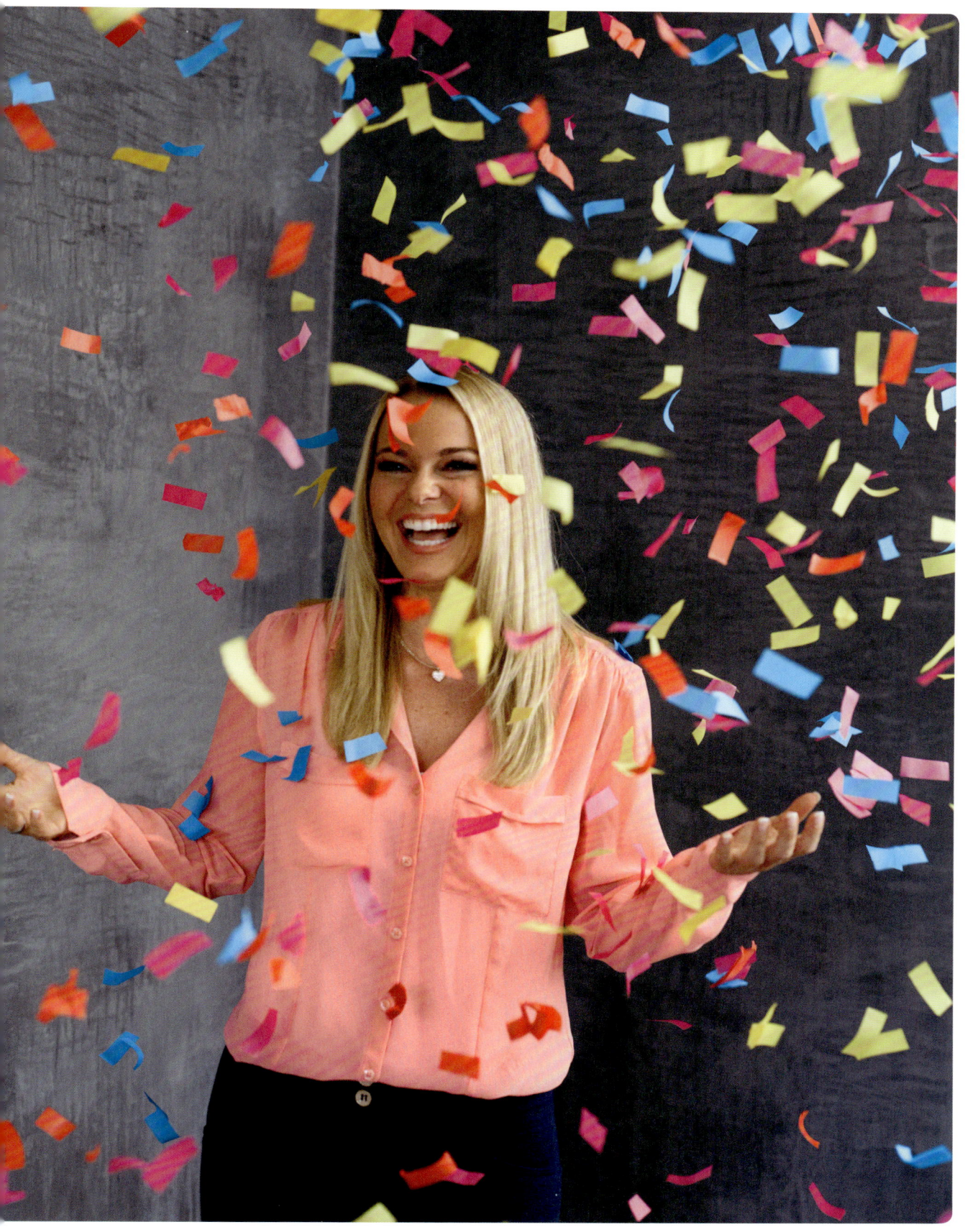

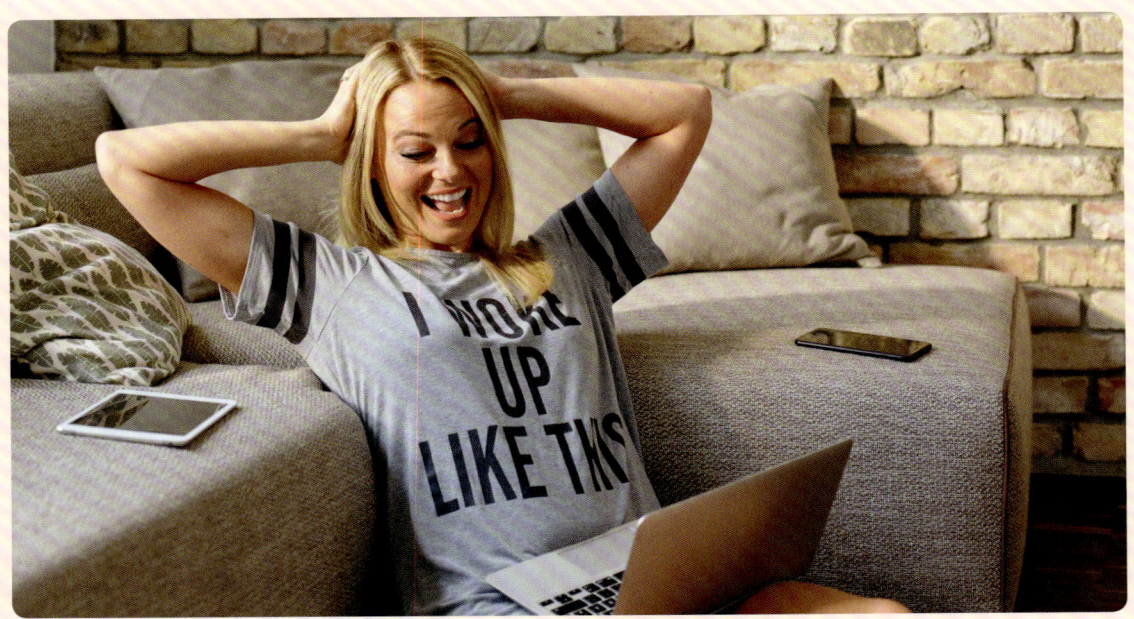

# Von Zeiträubern und falschen Kicks

**Du hast ein Buch in der Hand – dazu erst einmal Gratulation!**

Denn das heißt auch, dass deine Hände dafür frei sind und kein Handy festgehalten werden muss. In den letzten fünf bis zehn Jahren hat die Mediennutzung in unserem Leben einen radikal anderen Stellenwert bekommen. Sie hat unseren Alltag komplett verändert. Diese Entwicklung der Digitalisierung ist längst noch nicht abgeschlossen, aber einige Effekte lassen sich schon gut erkennen. Im Guten wie im Schlechten.

Gehörst du auch schon zu den Menschen, die sich ein Leben ohne Smartphone überhaupt nicht mehr vorstellen können? Die es immer in Griffweite liegen haben, den Tag damit starten und beenden? Keine Frage, dass es viele Möglichkeiten bietet, in Kontakt zu kommen. Aber es verstecken sich auch viele Reize dahinter, deren negative Wirkung sich schleichend in unserem Verhalten, unserem Kopf und unserer Seele verankert. Das ist kein böses Geunke von mir, sondern wird seit langem wissenschaftlich untersucht. Forscher der Universität Bonn haben eine App entwickelt, mit der sie das Nutzerverhalten ihrer Probanden ermitteln können. Bis zu 120-mal schauen wir täglich aufs Handy – angeregt durch Push-Mitteilungen, Ablenkung,

Langeweile und Sucht. Das Wort klingt hart, ist aber traurige Realität. Fast drei Millionen Deutsche zwischen 14 und 65 Jahren gelten nach der PINTA-Studie der Drogenbeauftragten des Bundes im Ministerium für Gesundheit bereits als problematische Handy- und Internetnutzer. Fast eine Million gelten als behandlungsbedürftig abhängig. Hinzu kommen im Schnitt 185 Minuten vor dem Fernseher oder Tablet. So ist es kaum verwunderlich, dass alle Welt über Zeitnot klagt, weil wir uns die Zeit einfach von Zeiträubern stehlen lassen.

Die Sucht wird durch das Hormon Dopamin, auch „Erwartungshormon" genannt, angefeuert. Das Hirn wartet auf den Kick. Und weil wir den Kick immer wieder neu spüren wollen, greifen wir wieder und wieder hin. Die Daumen, Herzchen, die lachenden oder wütenden Icons in den Social-Media-Kanälen verursachen übrigens auch diesen Effekt. Oder wird dir nicht komisch, wenn ein grimmiger Smiley unter einem Post auftaucht, oder ganz warm ums Herz, wenn eben jenes Herzchen geklickt wurde? Unser Belohnungszentrum wird damit massiv angesprochen. Was so harmlos daherkommt, hat einen großen Einfluss darauf, wie wir uns als Mensch fühlen. Gesunde Menschen mit stimmigen sozialen Kontakten und genügend Ausgleichsmöglichkeiten stecken solche Bewertungen besser weg als Nutzer, die zu Schwermut und Rückzug neigen.

Ja, ich nutze auch die Möglichkeiten von Social Media, das ist keine Frage. Das gehört auch zu meinem Beruf, also ist es auch ein Teil meiner Arbeit. Ich liebe es, mit euch in den Austausch zu gehen und etwas von meinem Arbeitsalltag zu zeigen. Aber es gibt eben auch genauso viele feste Zeiten, zu denen das Handy aus ist. Wenn ich die Wahl habe zwischen Mediennutzung und einem Spaziergang mit meinem Hund Rocky oder Zeit mit meinem Mann, dann gehen Rocky und Siggi vor. Außerdem gleiche ich meine Zeiträuber-Beschäftigungen auch durch meinen Beruf als Sportlerin aus. Denk daran, die Dosis macht das Gift!

Wichtig ist es, sich bewusst zu machen, wie viel Raum Handys, Tablets, Glotze und Co. überhaupt in deinem Leben einnehmen. Führe doch mal ein paar Tage lang eine Mediennutzungsliste. Du wirst wahrscheinlich staunen, wie viele Stunden tatsächlich täglich zusammenkommen. Eine gute erste Maßnahme kann es sein, das Handy aus dem Schlafzimmer zu verbannen. Wusstest du, dass das blaue Licht der Bildschirme massiv unseren Schlaf beeinträchtigt? Denn es hat eine Wirkung auf den Melatoninspiegel, also das Hormon, das unter anderem für den Tag-Nacht-Rhythmus zuständig ist. Das blaue Licht der Bildschirme sendet das Signal „Hallo, wach" an unser Gehirn. Die Müdigkeit schwindet und wir bleiben viel länger wach, als uns guttut. Dann spielen natürlich auch noch die Inhalte des Gesehenen eine Rolle, denn wer sich auf Facebook über etwas ärgert, nimmt auch diese Emotion mit in die Nacht.

Ich fasse noch einmal zusammen: Überprüfe deinen Medienkonsum. Ist er zu hoch und klagst du über Zeitmangel, dann reduziere. Alle Geräte haben einen Ausknopf. Füll die Zeit mit Beschäftigungen, die dir am Herzen liegen. Hey, jetzt hast du mehr Zeit für dich, für Bewegung, für Freunde, für neue Hobbys, Zeit zum Selberkochen. Und wenn es dir allein nicht gut gelingt, lade Freunde zu einer Challenge ein.

# Viel zu viel – loslassen

Wenn du mir auf Instagram folgst, ...

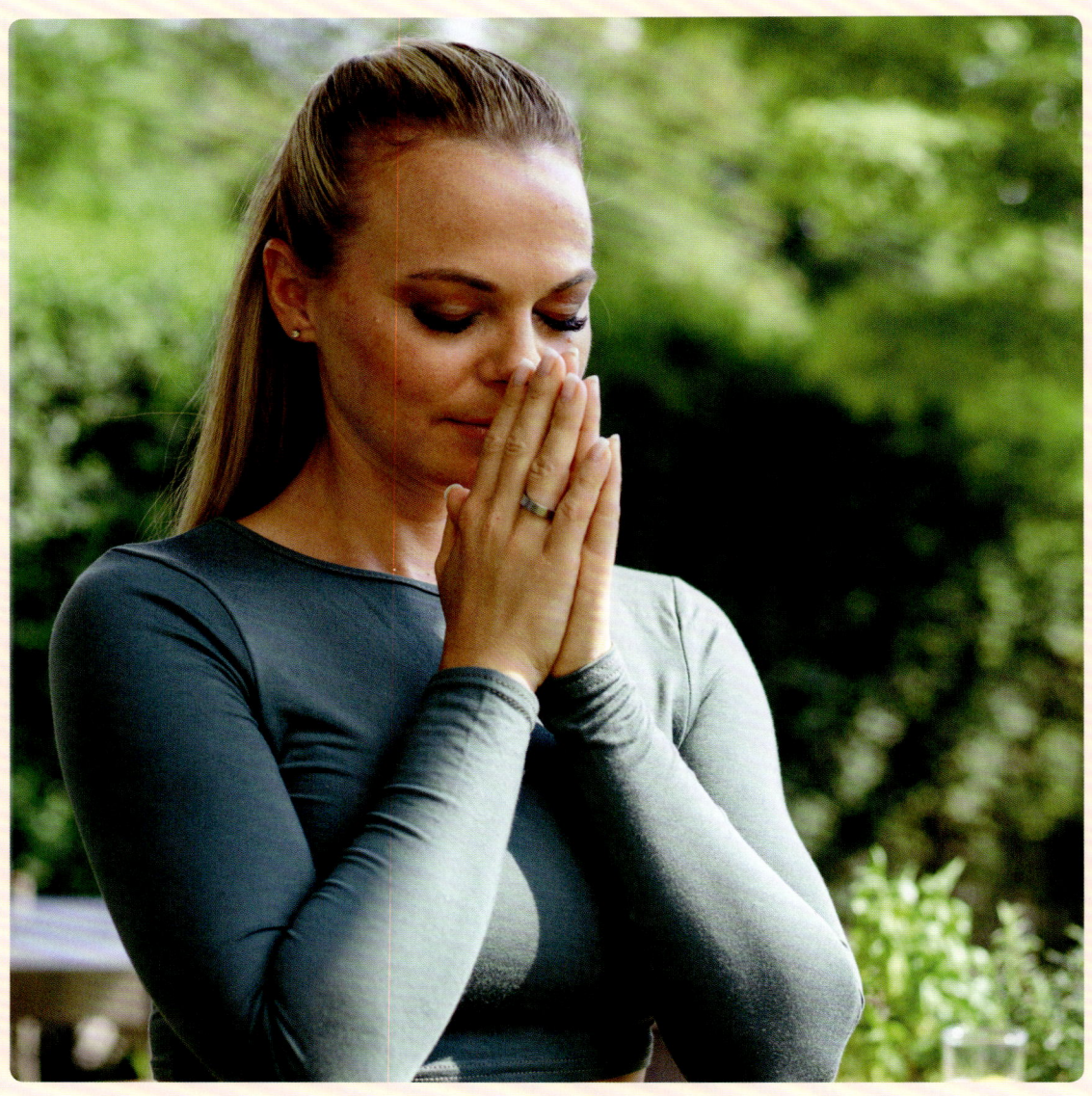

... siehst du, was meine Hauptbeschäftigungen sind. Meine unterschiedlichen Aufgaben als Trainerin, Fitnesscoach, Model oder Personal Trainerin bedeuten auch, dass ich weltweit viel unterwegs bin. Ich liebe diese Vielfalt. Das ist schön und spannend, aber auch extrem zeitaufwändig, manchmal auch anstrengend, wenn ich durch verschiedene Zeitzonen reise. Ich muss sehr oft packen und dabei neben den Anforderungen, die die Aufgabe mit sich bringt, auch überlegen, welche Jahreszeit gerade vor Ort ist. Gott sei Dank brauche ich als Sportlerin hauptsächlich Sportklamotten. Die nehmen nicht so viel Platz weg. Aber ich könnte es mir zeitlich auch nicht erlauben, Stunden mit der Auswahl zu verbringen. Also habe ich mir dafür ein reduziertes System ausgedacht. Auch für zuhause setze ich auf das System „Weniger ist mehr". Die Terminkalender von meinem Mann und mir sind extrem gefüllt. Ich möchte die Zeit, die uns bleibt, nicht nur mit Suchen oder Aufräumen verbringen.

Angebote, mehr zu kaufen, schallen mir aber von allen Seiten entgegen. Es ist gar nicht so leicht, dem immer zu widerstehen, aber ab einem gewissen Alter habe ich angefangen, mir bewusster zu überlegen, was und wie ich konsumiere und auch warum überhaupt.

Den Klimawandel kann man nicht verleugnen. Die Art und Weise, wie Dinge produziert werden, Menschen dafür ausgebeutet, Ressourcen vergeudet, das beschäftigt mich. Du kennst ja meine Leidenschaft für gesunde Ernährung. Da ist es klar, dass ich mich viel mit dem Thema auseinandersetze. Dazu gehört auch Konsum. Wir leben wie im Schlaraffenland. Immer ist alles zu haben. Längst mehr, als wir brauchen.

Nein, ich will keine Asketin werden. Aber es ist schon auffallend, dass, obwohl wir alles haben, die Zufriedenheit dadurch nicht steigt. Wir beklagen Zeitmangel, arbeiten wie verrückt, damit wir vielleicht Kaffeemaschinen kaufen können, die so viel wie Kleinwagen kosten. Die Schränke platzen aus allen Nähten und wir wissen nicht, was wir anziehen sollen. Ich habe den Eindruck, dass Kaufen und Konsum für viele Menschen ein Ersatz geworden ist. Sie füllen eine Leere, erkaufen sich ein schönes Gefühl. In letzter Zeit ist ein Gegentrend entstanden: Minimalismus. Sich reduzieren. Ganz Wagemutige leben plötzlich in einem funktional eingerichteten 30-Quadratmeter-Tiny-House und es geht ihnen prächtig. Das andere Extrem. Aber diese Gruppe zeigt, wie wenig es braucht, um glücklich zu sein. Wer umgeben ist von Tonnen Zeugs, verbringt viel Zeit mit Suchen und Aufräumen und erdrückend kann es zudem sein. Wer Chaos um sich herum hat, ist oft nicht frei. Das gilt übrigens auf allen Ebenen. Wie ist das bei dir? Würdest du auch gern mehr Luft zum Atmen haben? Weniger verantwortlich sein für all das Zeug? Vielleicht eine kleinere Auswahl an Klamotten, um keine Lebenszeit in Shopping-Malls und vor dem Kleiderschrank zu verlieren? Entrümple dein Leben, verkaufe oder verschenke, was du nicht brauchst. Wenn Konsum, dann mit Bedacht. Mach dich frei, lass los. Dann passt dein Umfeld auch zu deinem neuen bewegten und gesünderen Leben.

„ Ändere es aus Überzeugung, nicht weil ich es empfohlen habe! "

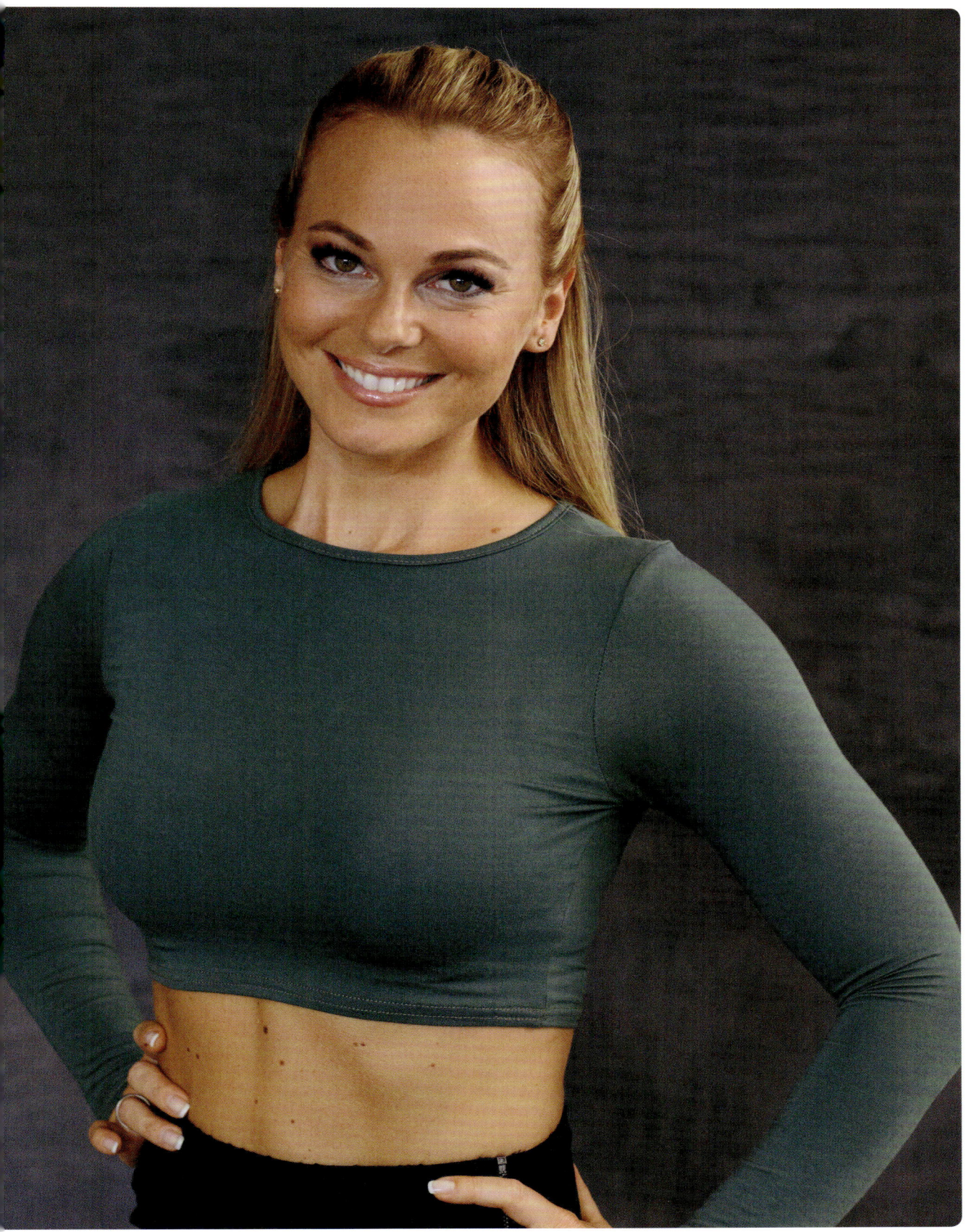

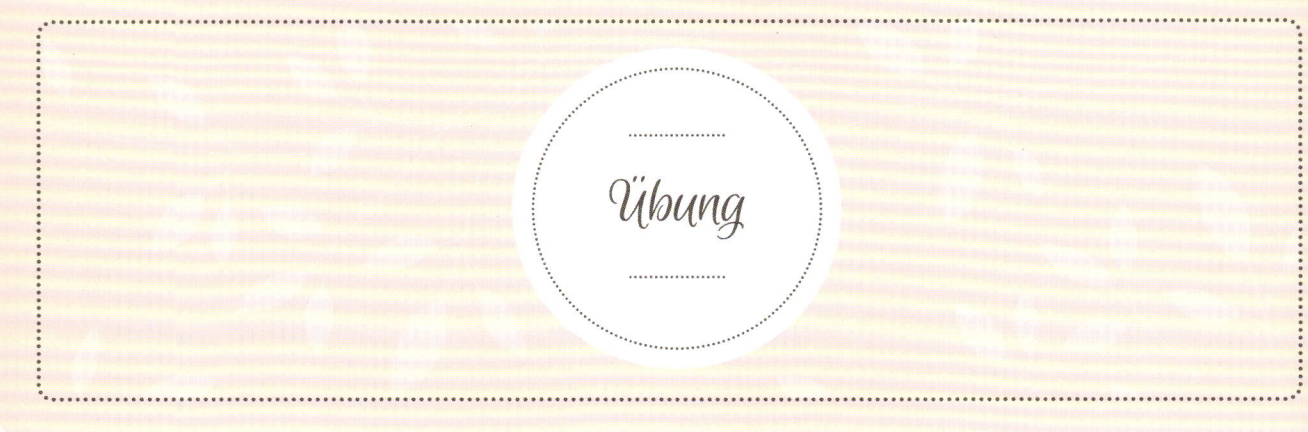

# Deine Lebenszeit ist kostbar

**Du kommst nicht in die Pötte, bist unzufrieden in einigen Lebensbereichen?**

Vielleicht denkst du nach dieser Übung daran, dich auf den Weg zu machen. Wenn man jung ist, scheint die Zeit ganz langsam zu laufen. Es ist für uns selbstverständlich, zu leben. Der Tod scheint weit weg. Wir fühlen uns unbesiegbar und sehen alles noch lange vor uns. Das ist auf eine Art auch gut so, denn natürlich sollen wir nicht jeden Tag an unsere Endlichkeit denken. Wichtig finde ich aber, ein Bewusstsein dafür zu entwickeln, wie kostbar und einzigartig die Lebenszeit ist. Gerade wenn man sich in großen Bereichen seines Lebens nicht wohl fühlt, kann hier ein Impuls zur Veränderung entstehen. Dir darf klar werden, dass die Zeit nicht stehen bleibt, aber dass es oft auch noch nicht zu spät ist, um die Weichen neu zu stellen. Im Schnitt liegt die Lebenserwartung bei uns Frauen übrigens bei 84 Jahren. Hier haben wir den Männern etwas voraus. Sie haben tatsächlich ganze sechs Jahre weniger, sie erreichen im Schnitt 78 Jahre.

Die folgende kleine Übung hilft dir, deine mögliche Lebenszeit zu visualisieren und deine Prioritäten zu setzen. Ein paar Seiten vorher (Seite 34 f.) sind wir schon deinen Zeiträubern auf die Spur gekommen.

Nimm dir ein großes Blatt und schreibe darauf geordnet 84 Zahlen (oder 78). Fang bei 1 an und fahre fort bis 84. Dann streiche alle deine bisherigen Lebensjahre. Nun kannst du gut erkennen, wie viele Lebensjahre rein statistisch übrig bleiben könnten.

Fakt ist: Je aktiver du im Bereich Bewegung und Ernährung wirst, umso mehr kann sich das zugunsten deiner Lebenszeit-Uhr auswirken.

| | | | | | | |
|---|---|---|---|---|---|---|
| X | 2 | 3 | 4 | 5 | 6 | 7 |
| 8 | 9 | 10 | 11 | 12 | 13 | 14 |
| 15 | 16 | 17 | 18 | 19 | 20 | 21 |
| 22 | 23 | 24 | 25 | 26 | 27 | 28 |
| 29 | 30 | 31 | 32 | 33 | 34 | 35 |
| 36 | 37 | 38 | 39 | 40 | 41 | 42 |
| 43 | 44 | 45 | 46 | 47 | 48 | 49 |
| 50 | 51 | 52 | 53 | 54 | 55 | 56 |
| 57 | 58 | 59 | 60 | 61 | 62 | 63 |
| 64 | 65 | 66 | 67 | 68 | 69 | 70 |
| 71 | 72 | 73 | 74 | 75 | 76 | 77 |
| 78 | 79 | 80 | 81 | 82 | 83 | 84 |

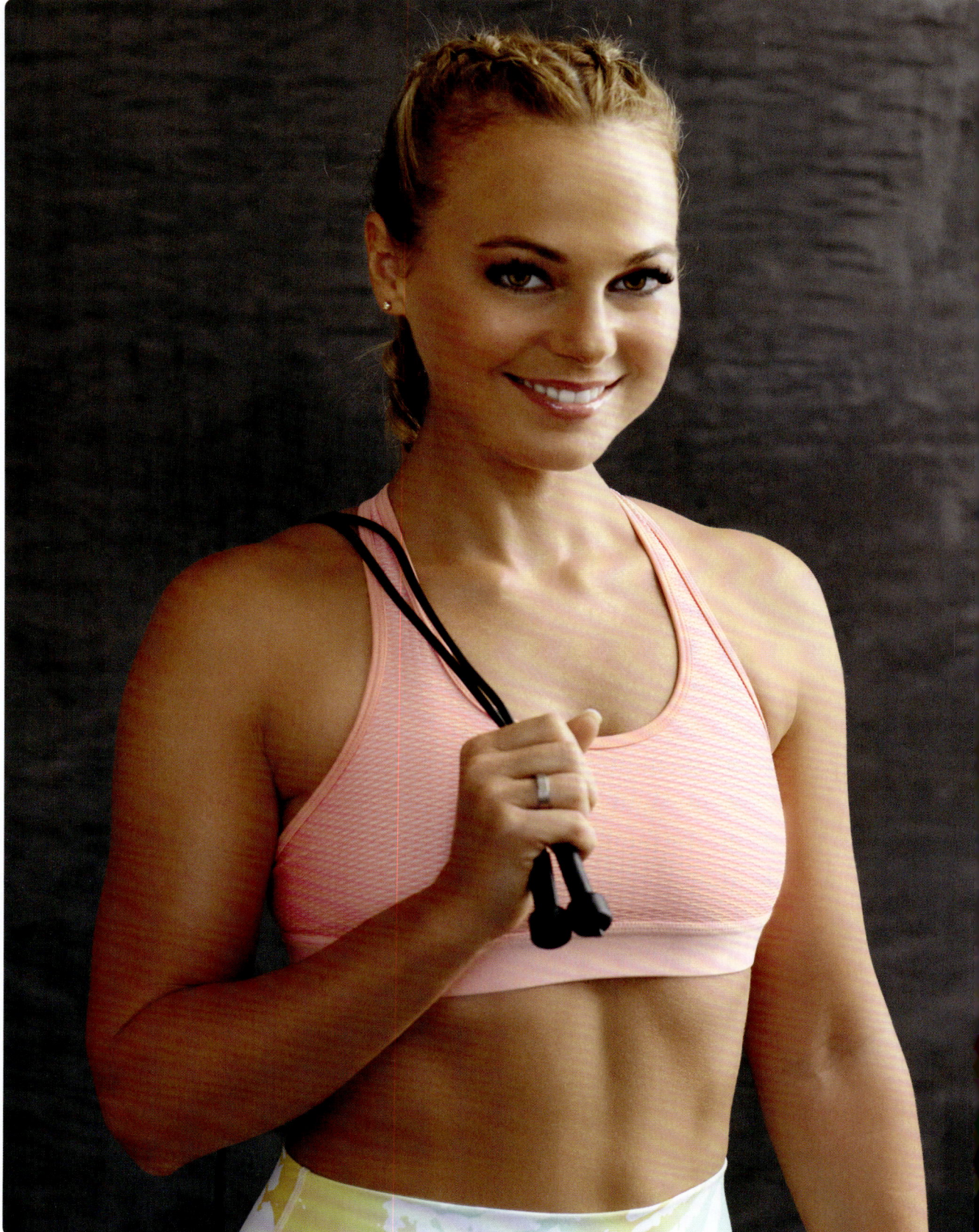

# Ganz.Schön.Fit.

Auf in dein bewegtes Leben. Ich habe effektive Übungen für dich zusammengestellt, mit denen du gut einsteigen kannst. Du brauchst nur dich, eine große Portion Motivation und eine Matte für deine ersten Schritte in ein aktives Leben. Du bist schon da? Umso besser. Die Übungen lassen sich individuell kombinieren und fordern auch Geübte heraus. Frisch im Kopf, wach im Körper. Ich verspreche dir, dass du dich zu hundert Prozent wohler fühlen wirst. Du glaubst nicht daran? Ich bin an deiner Seite. Lass uns einfach anfangen!

# ✎ Reflexionsfragen Sport

Nimm dir Zeit und schreib auf, wo du in Sachen Bewegung gerade stehst.

○ Warst du ein bewegungsfreudiges Kind?

.................................................................

○ Welche Rolle hat Sport in deiner Familie gespielt?

.................................................................

○ Hast du irgendwann eine sportliche Zeit in deinem Leben gehabt?

.................................................................

○ Wie viel Bewegung gibt es in deinem Alltag?

.................................................................

○ Mannschaft oder Einzelkämpfer?

.................................................................

○ Was würdest du gerne mal ausprobieren?

.................................................................

○ Was hindert dich daran, Sport zu machen?

.................................................................

○ Wie fühlst du dich nach dem Sport?

.................................................................

○ Was könnte dir helfen, dranzubleiben?

.................................................................

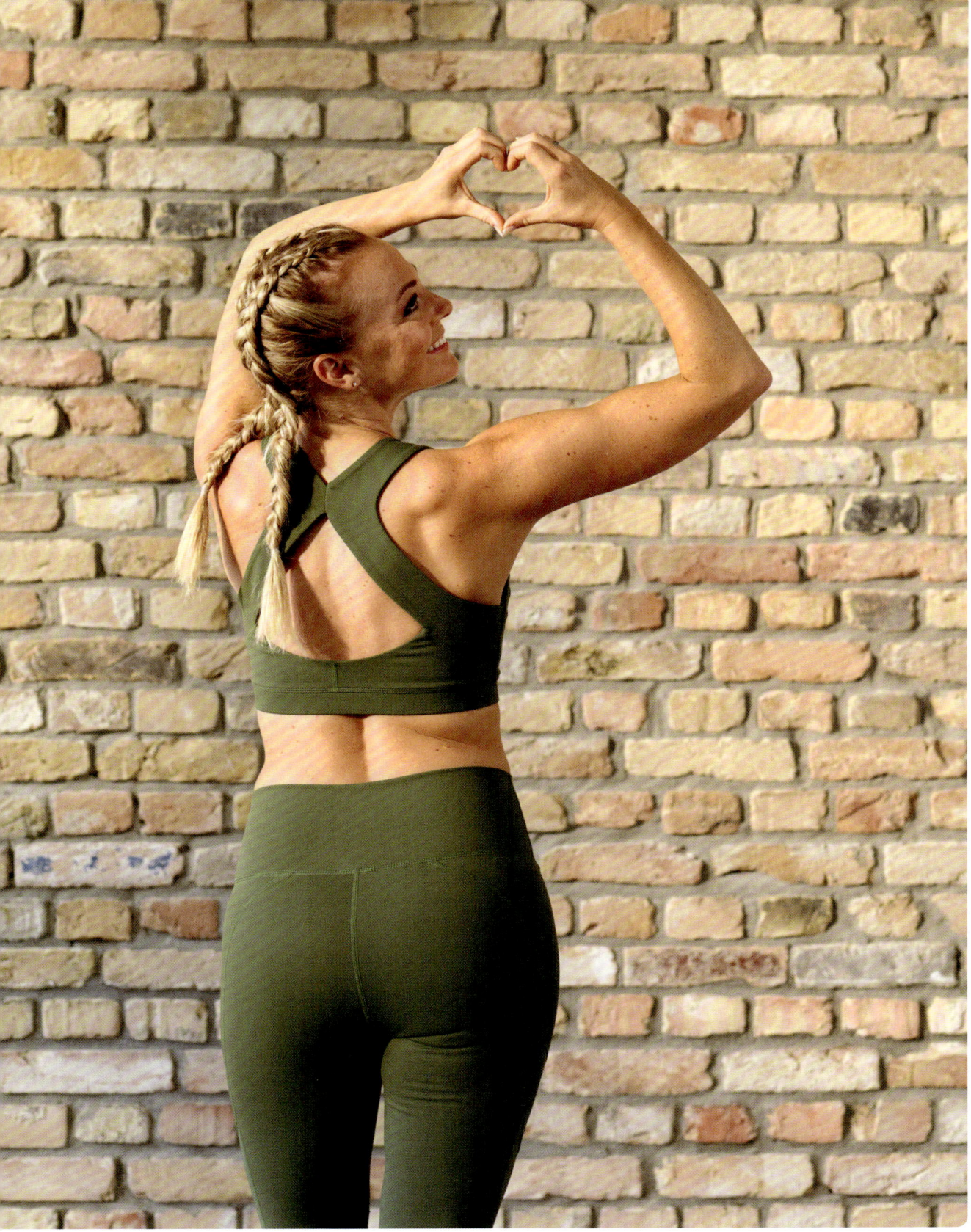

# Bewegung ist alles

## Bewegung ist ein Allheilmittel!

Das behaupte ich nicht nur, weil ich Sport so liebe und lebe, sondern das ist mittlerweile in vielen Studien nachgewiesen worden. Wenn du der Wissenschaft nicht traust, kannst du einen Selbsttest machen. Denn die positive Wirkung setzt sofort ein. Vielleicht hast du es ja auch schon erlebt, wie frisch und froh du dich nach dem Sport gefühlt hast? Man wird einfach im wahrsten Sinne des Wortes besser durchblutet. Eine große Portion Sauerstoff rauscht durch den Körper und alles kommt in Gang. Es gibt eine Extraportion Glückshormone, die fröhlich ausgeschüttet werden, und dein Cortisolspiegel, der Anzeiger für Stress, wird gesenkt. Der Kreislauf wird aktiviert, Botenstoffe werden ausgeschüttet und die positiven Effekte auf die Psyche sind nicht zu unterschätzen. Daher wird Sport auch bei schwereren Erkrankungen wie Depressionen, Rheuma, Rückenleiden oder Krebs empfohlen. Früher wurde Bettruhe für alles verschrieben. Heute weiß man um die heilende, ausgleichende Wirkung von Aktivität. Natürlich immer auf das jeweilige Befinden zugeschnitten.

Beispiel Krebs: Eine Krebserkrankung ist eine schwere gesundheitliche und seelische Krise. Durch den Schock der Diagnose, die Todesangst und die Nebenwirkungen der Behandlungen werden die Betroffenen massiv eingeschränkt. An den jeweils aktuellen Zustand angepasste Bewegungen wirken gleich mehrfach positiv. Ich betreue oft selbst in meinem Studio Menschen nach schweren Erkrankungen, die sanft wieder einsteigen. Ich erinnere mich noch gut an eine Frau, die am ersten Tag ihrer Kur ganz geschwächt mit zwei Minuten auf dem Stepper angefangen hat und nach vier Wochen mit täglichen Einheiten 50 Minuten durchtrainieren konnte. Auch kann man seiner Angst im wahrsten Sinne des Wortes ein wenig davonlaufen.

Bewegung ist außerdem gut für Knochen, Gelenke und Venen, denn erst die Aktivität schmiert die Gelenke und macht die Knochen stabil. Daher wirkt sie auch vorbeugend gegen Osteoporose. Das klingt jetzt alles so easy und logisch. Ist es aber natürlich nicht immer für betroffene Patienten. Die schwerste Hürde für einen schwermütigen Menschen ist es, aus dem Bett oder vom Sofa hochzukommen. Der Gedanke an und der Wille zum Sport werden überlagert von der Krankheit. Auch frische Chemo-Patienten haben nicht Bewegung auf Platz eins ihrer Liste. Umso schöner ist es, zu sehen, wenn sie wieder Kraft und Lebensmut bekommen, wenn der Einstieg doch gelungen ist oder durch eine Kur angeregt wurde.

Aber es braucht gar nicht so einen schweren Grund, um wieder in die Gänge zu kommen.

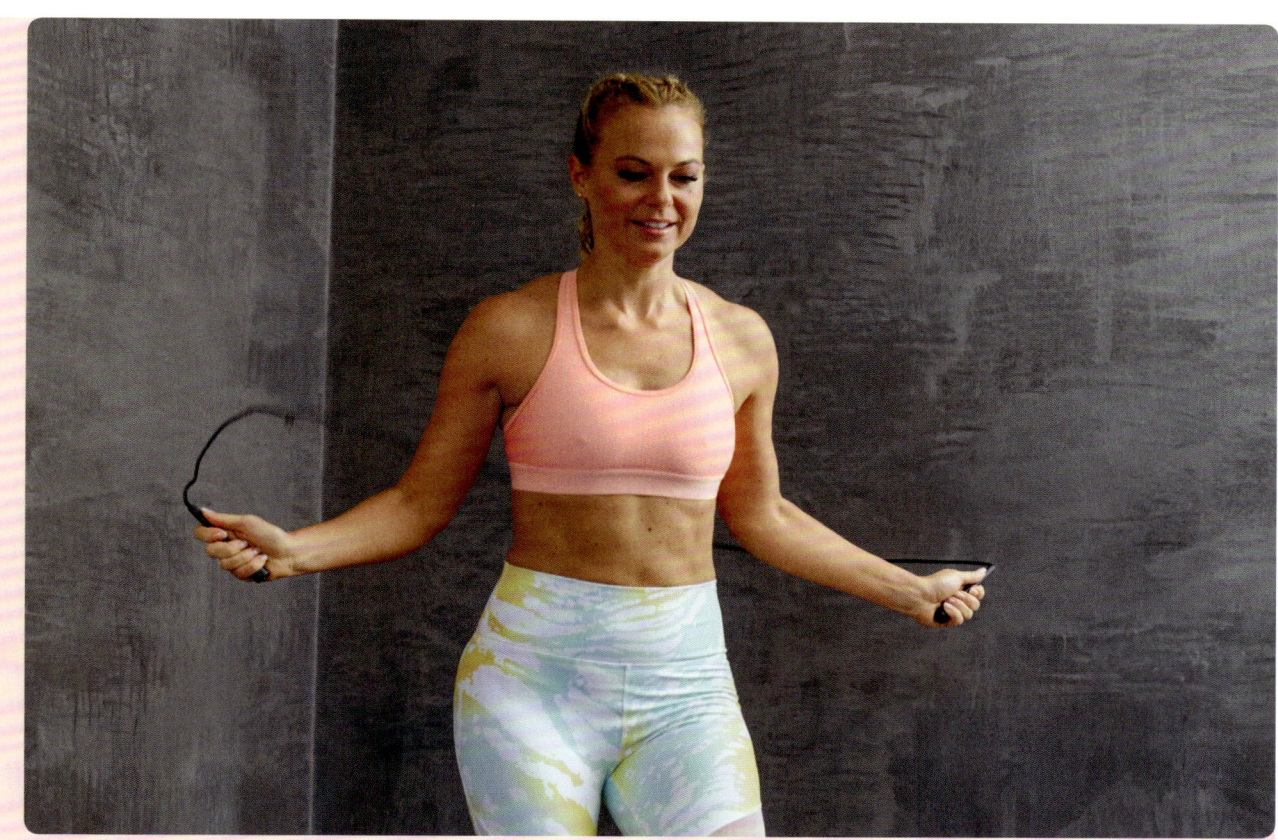

Ich schreibe dir das, um dein Bewusstsein für die vielfachen großen Effekte von Bewegung klarzumachen. Oft erkennst du erst dann den Wert deines gesunden Körpers, wenn du schwer krank bist. Wir haben nur den einen und der muss gut behandelt werden, weil er nämlich auf Verschleiß programmiert ist. Daher ist es super, die weitreichenden Wirkungen von Sport schon dafür zu nutzen, Krankheiten vorzubeugen. Das gilt übrigens auch für den „Treibstoff", die Ernährung. Aber dazu kommen wir im Kapitel „Ernährung" ab Seite 100.

Ich kann dir aus meiner langjährigen Erfahrung als Trainerin ein Versprechen geben. Und glaube mir, als Biggest-Loser-Coach habe ich natürlich wirklich harte Fälle vor mir. Wie schwer ist es, mit dem Sport anzufangen, wenn du massives Übergewicht hast? Wenn dein Körper lange nicht oder noch nie bewegt wurde? Wenn jede Pore „Ich will nicht, ich schaffe das nicht!" schreit? Vor meinen Kandidaten habe ich einen gehörigen Respekt, denn die müssen über so viele Grenzen gehen und eine ganze Meute Schweinehunde zum Teufel jagen.

Wo stehst du denn gerade? Wahrscheinlich an einem viel leichteren Punkt. Ist es einfach nur Bequemlichkeit oder mangelnde Motivation? Da darfst du gerne mal drüber nachdenken. Um das zu vertiefen, lade ich dich auf den Seiten 50 f. zum Body-Check ein. Wir machen erst einmal eine Bestandsaufnahme, wie du körperlich drauf bist. Vielleicht hilft dir das schon auf die Beine.

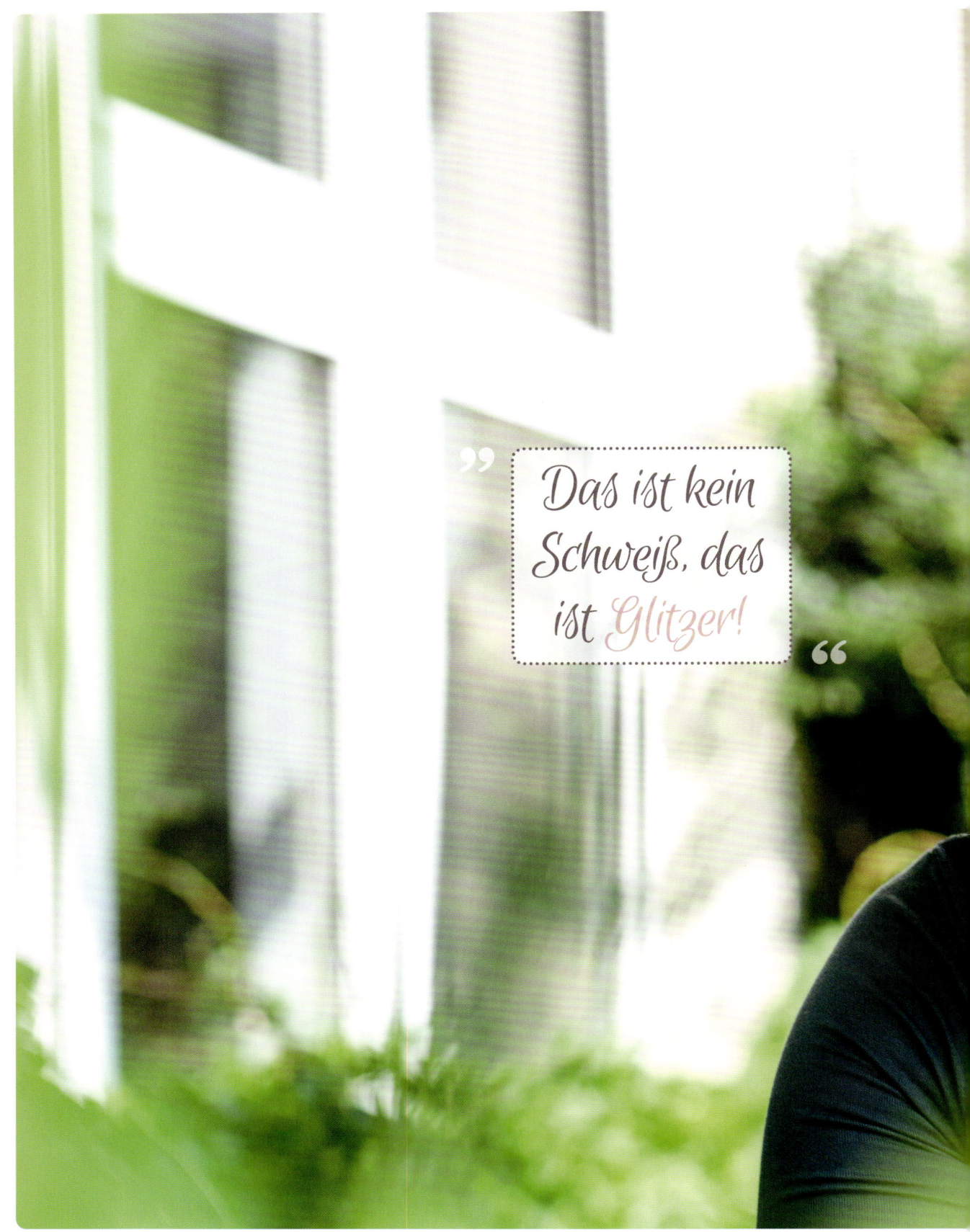

„Das ist kein Schweiß, das ist Glitzer!"

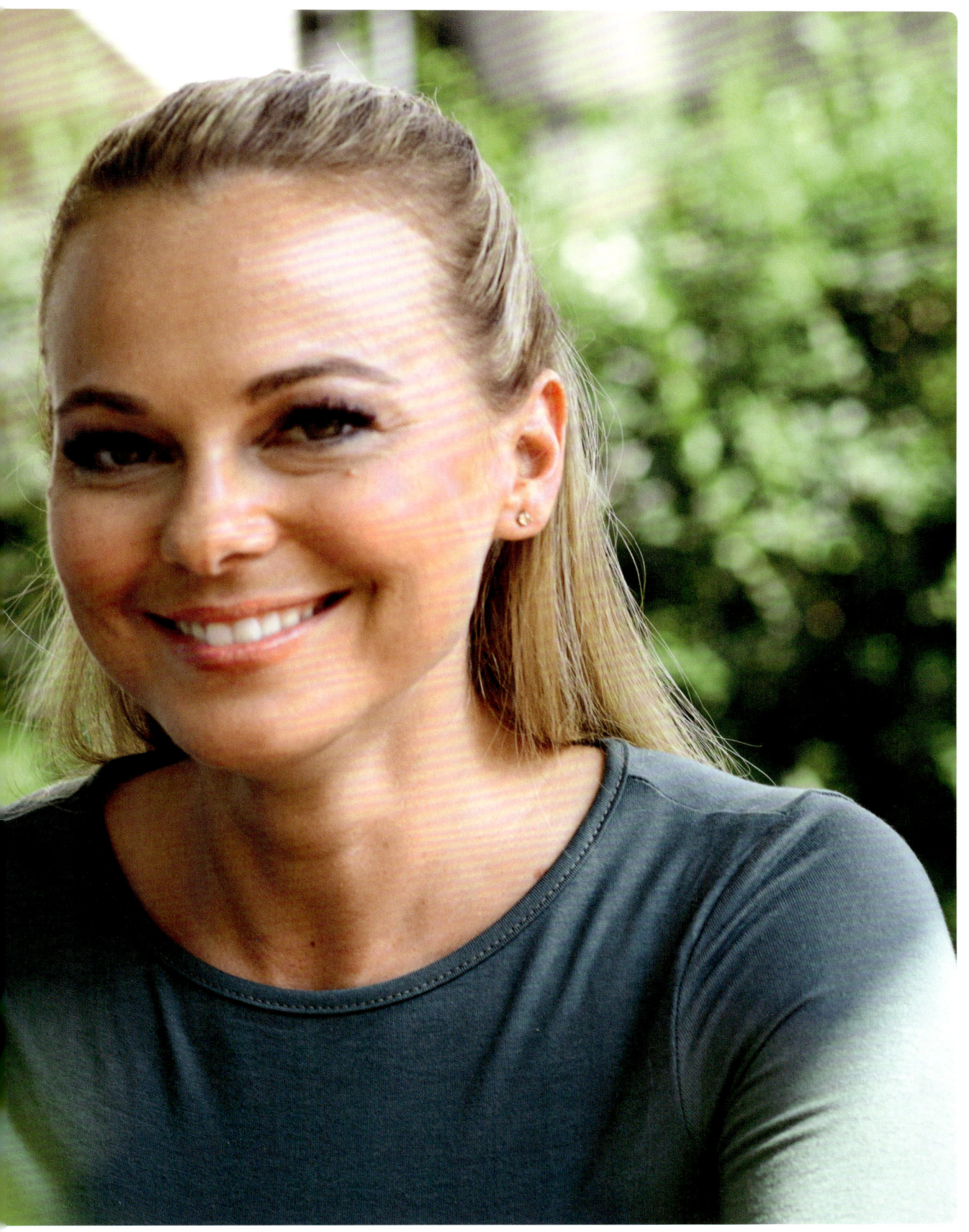

# Einmal zum Body-Check

## Vielleicht hast du dich länger nicht durchchecken lassen

Dann wäre jetzt ein guter Zeitpunkt dafür. Dort kannst du auch gleich deinen Wunsch nach mehr Bewegung äußern. So kann geklärt werden, ob irgendeine Sportart nicht so günstig für dich ist, falls es spezielle Vorerkrankungen gibt. Aber hey, das ist kein Grund für eine Ausrede, denn Alternativen lassen sich immer finden. Wenn du dich eher übergewichtig einschätzen würdest, kannst du gelenkschonend Sport machen. Zwickt es in den Knien, suchst du Übungen heraus, die davon nicht betroffen sind.

Was ich dir auch mit auf den Weg geben möchte: Wenn du regelmäßig Sport machst, werden sich einige deiner körperlichen und mentalen Probleme in Luft auflösen. Auch wenn du dir das vielleicht jetzt noch nicht vorstellen kannst. Aber viele Schmerzen haben ihren Ursprung in der Unbeweglichkeit. Vielleicht arbeitest du auch den ganzen Tag im Sitzen, hast Verspannungen, Rückenbeschwerden. Wenn man sich lange nicht bewegt hat, knirscht es schon mal hier und da. Der Körper wundert sich, was da wohl gerade passiert. Gib aber nicht so schnell auf, denn das wird sich mit der Zeit verändern.

Deine Gelenke werden jubeln, weil sie durch die Bewegung wieder geschmiert werden. Dein Körper wird sich mit Sauerstoff anreichern, du wirst dich lebendiger und frischer fühlen!

Ich weiß, dass sich nicht jeder ein hochwertiges Personal Training leisten kann. Aber kein oder wenig Geld zu haben, muss auch keine Ausrede dafür sein, keinen Sport zu machen. Schau auf der Website deiner Krankenkasse nach, welche Vorsorgeuntersuchungen altersgemäß gerade dran sind. Bei der Gelegenheit kannst du auch gleich prüfen, welche Kurse gefördert werden. Mittlerweile unterstützen die Kassen Maßnahmen zur Vor- oder Nachsorge wie beispielsweise: Ernährungsberatung, Gewichtsreduzierung, Raucherentwöhnung, Stressreduzierung, Achtsamkeit, Yoga, Rückenschule und mehr. Einige Angebote gibt es online oder bei Experten vor Ort. Auch meine Kurse und Ernährungsprogramme gibt es online. Schau mal bei **www.spa-me.de** rein. Wenn Geld nicht das Problem ist, dann ist es gut angelegt, wenn du dir gute professionelle Unterstützung holst.

Mit den Reflexionsfragen zum Body-Check kannst du hinterfragen, wie es dir körperlich geht und ob es unklare Beschwerden gibt oder Verhaltensweisen, die dich jetzt noch daran hindern, in Bewegung zu kommen:

○ Wann hast du dich das letzte Mal richtig vom Arzt durchchecken lassen?

.......................................................................................

○ Kennst du deine Blutwerte?

.......................................................................................

○ Nutzt du regelmäßige Vorsorgeuntersuchungen?

.......................................................................................

○ Hast du unklare Schmerzen im ganzen Körper?

.......................................................................................

○ Gibt es spezielle Erkrankungen in deiner Familie?

.......................................................................................

○ Gehörst du zu den fast 80 Prozent der Deutschen, die unter Rückenschmerzen leiden?

.......................................................................................

○ Wie ist deine Stimmung?

.......................................................................................

○ Bist du ein positiver Mensch oder quält dich Schwermut?

.......................................................................................

○ Wie ist dein Stresspegel? Bist du oft gehetzt?

.......................................................................................

○ Kannst du gut schlafen oder fühlst du dich oft müde?

.......................................................................................

# Allzweckwaffe Krafttraining

## Lass uns in deine Kraft gehen!

In diesem Kapitel erzähle ich dir, warum gutes Krafttraining für mich – und hoffentlich auch bald für dich – das Nonplusultra ist. Zuerst räumen wir mit den Klischees auf. Ich führe dir vor Augen, wie unterschiedlich Krafttraining für die jeweiligen Zwecke eingesetzt werden kann, welche positiven Effekte man damit erzielt und wie vielseitig es ist. Nein, dafür braucht man auch keinen Maschinenpark. Das wird nämlich oft angenommen. Du glaubst gar nicht, wie effektiv du mit dem eigenen Körper und wenigen Hilfsmitteln arbeiten kannst. Das nennt man auch funktionelles oder freies Training.

Viele Frauen haben Angst vorm Krafttraining, weil sie befürchten, an nicht gewollten Stellen zu muskulös auszusehen. Aber diese Angst ist unbegründet, denn wir trainieren ja nicht wie die Verrückten mit hohen Gewichten wie für eine Bodybuilding-Weltmeisterschaft und kombinieren das noch mit der entsprechenden Ernährung. Das ist wirklich eine andere Nummer, von diesem Bild kannst du dich gleich verabschieden.

Krafttraining, wie ich es meine und wie es schon seit Hunderten von Jahren im Ursprung ausgeübt wird, bedeutet, dass wir die Kraft der einzelnen Muskelgruppen stärken. In komplexen Übungen spricht man mehrere Muskelgruppen gleichzeitig an. Effekt: Muskeln brauchen Futter, besser gesagt Kalorien. Heißt, der Weg zum Abnehmen führt idealerweise über steigende Muskelkraft und nicht über eine Diät.

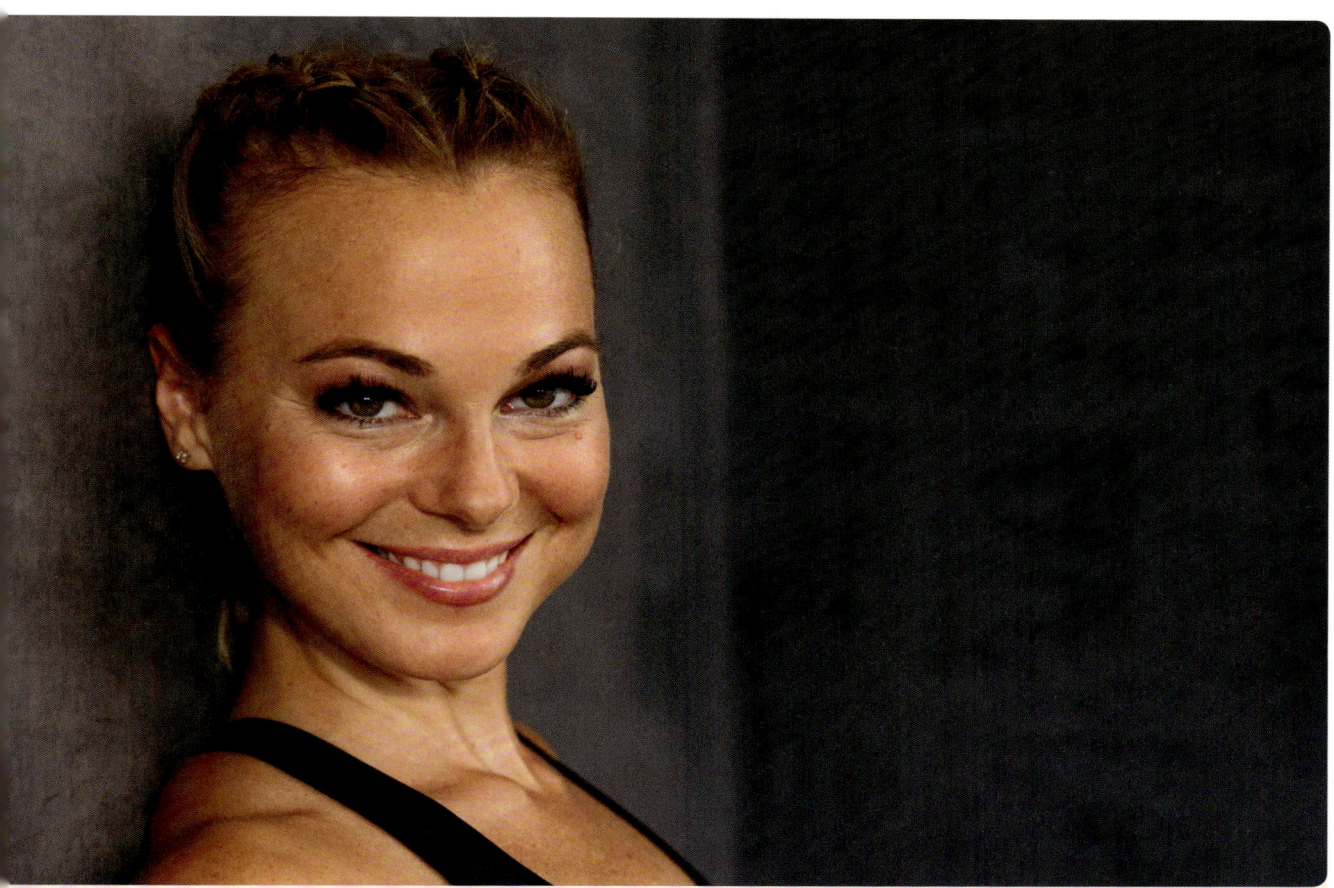

Läuft der Motor, wird Treibstoff verbrannt. So ist das auch bei uns.

Beim funktionellen Training erzielst du gleich mehrere Effekte:
Es stärkt und schmiert deine Gelenke, es macht dich belastbar, strafft den Körper, schüttet Hormone aus, Knorpel, Sehnen und Bindegewebe werden straff und alles wird schön durchblutet. Du glaubst, dass du nicht richtig ins Schwitzen kommst? Diese Illusion raube ich dir gleich. Je nach Intensität und Geschwindigkeit bringen wir deinen Puls schon in Wallung. Langsam ausgeführtes Kreuzheben oder Kniebeugen, da kann der Puls richtig hochfahren. Ich komme da auch ins Schwitzen und vereine so Cardio- und Muskeltraining. Für das funktionelle

Training brauchst du weniger Zeit als für das reine Cardiotraining, zudem sind unglaublich viele Varianten möglich, um das Training abwechslungsreich zu gestalten. Natürlich kannst du ergänzend noch Cardiotraining machen. Fahrradfahren, Walken, Joggen, Rudern haben eigene Stärken und sind gut für das Herz-Kreislauf-System. Aber das wird manchen Sportlern auch schnell zu langweilig, weil es nicht so variantenreich ist. Außerdem kannst du das funktionelle Training an Ort und Stelle machen, zu jeder Tages- und Nachtzeit. Laufen gehe ich für den Hund und manchmal, um den Kopf frei zu bekommen. Aber ansonsten geht für mich nichts über Krafttraining.

# Finde deinen Sport zu deiner Zeit

Bist du eine Lerche oder Eule?

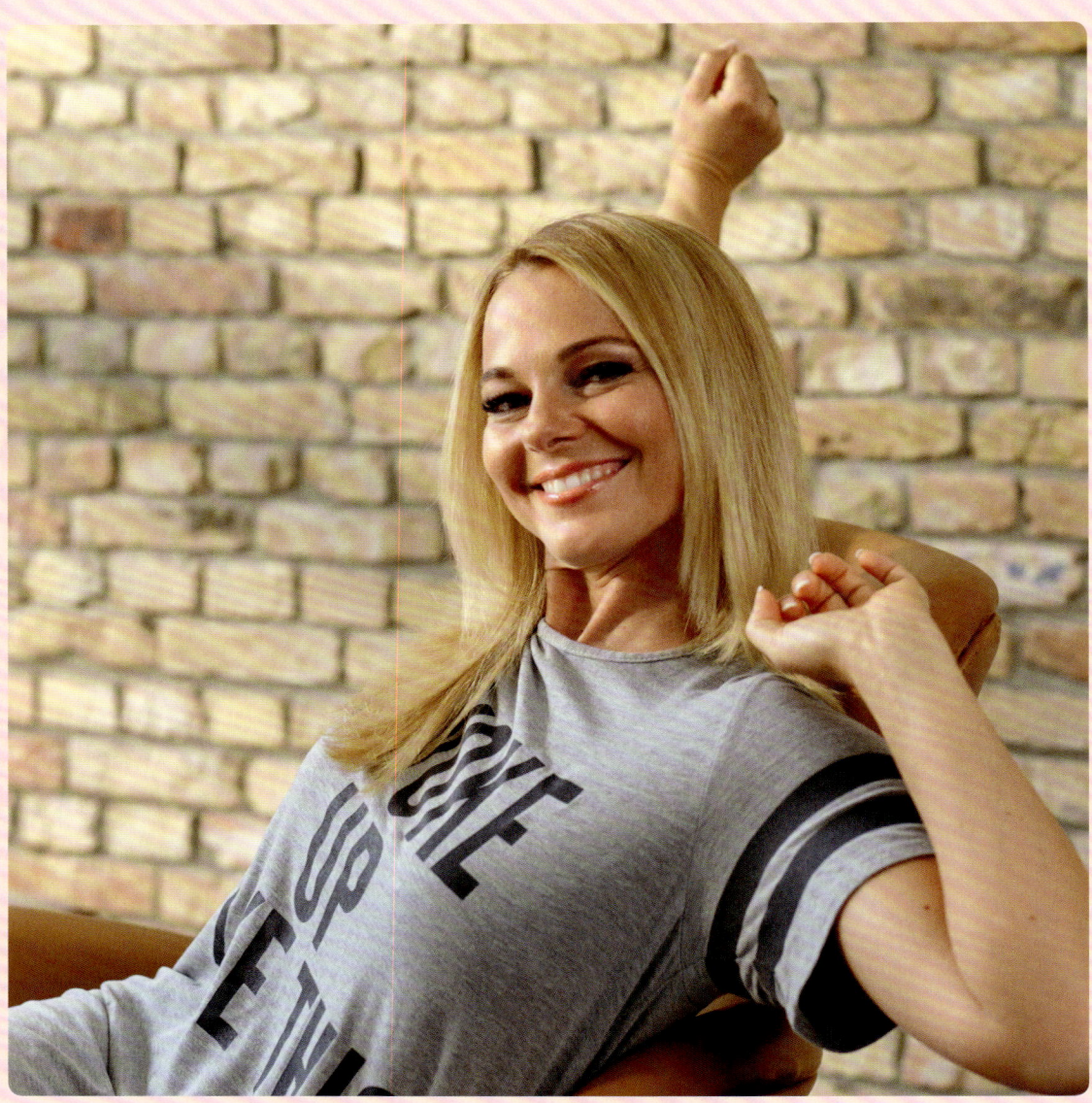

Warum ich das frage? Wenn du abends nicht von der Couch hochkommst, könnte es sein, dass du als Lerche schon früh munter warst, aber dein Leistungskontingent am Abend auch früh wieder runtergeht. Es ist wichtig, übrigens nicht nur für den Sport, möglichst auf den eigenen Biorhythmus zu schauen und, wenn es geht, sein Leben etwas daran anzupassen. Hast du schon mal daran gedacht, ganz früh morgens Sport zu machen? Oder am frühen Vormittag? Ich kenne viele Nichtsportler, die das nicht machen, weil sie denken, dass sie nach dem Sport ausgelaugt sind. Das Gegenteil ist der Fall. Wenn du dich nach der Anstrengung wieder runtergekühlt hast, dann wirst du dich belebt und frisch fühlen. Voller Energie! Die Nachteulen wählen dagegen die späteren Stunden. Finde einfach heraus, was dir guttut.

Finde auch heraus, was du gerne machst. Denn was man liebt, macht man gerne freiwillig. Mach es nicht kompliziert, denn dann lässt man es auch gerne wieder. Überlege, was in deinen Alltag passt, was in deiner Nähe ist. Ob du dich allein aufraffst, eine Partnerin oder feste Zeiten bevorzugst.

Weißt du, warum meine Übungen hier im Buch so toll sind? Weil du einfach anfangen kannst, an Ort und Stelle, zu deiner Zeit, in deinem Tempo! Du brauchst am Anfang nicht einmal teure Sportklamotten dafür, sondern lediglich eine Jogginghose und ein T-Shirt. Hat jede. Wenn du dir zur Motivation doch schönes Sportzeug zulegen möchtest, auch in Ordnung. Könnte eine tolle Belohnung sein. Egal, einfach machen. Deswegen sind Walken, Laufen und Radfahren auch ziemlich genial. Schuhe an und los geht es. Überliste dich selbst und schaffe

keine Ausredemöglichkeiten wie keine Zeit, kein passender Termin, schlechte Uhrzeit und fehlende Ausrüstung.

Ich höre oft das Argument: „Ich muss erst abnehmen, bevor ich mit dem Sport anfange!" Nein, du musst einfach nur Sport machen, der gelenkschonend ist und der auch für Übergewichtige geeignet ist. Bei meinen Kraftübungen sind einige solcher Übungen dabei. Und dann gibt es auch noch das Element Wasser. Schwimmen und Wassergymnastik sind ein wunderbares Ganzkörpertraining. Du fühlst dich leicht und beweglich, weil die Kraft des Wassers dein Eigengewicht zu 30 Prozent mitträgt.

Und noch eine frohe Kunde habe ich für die Anfänger oder Wiedereinsteiger: Deine Leistungskurve ist gerade am Anfang besonders steil. Das kann eine super Motivationsstrategie sein. Denk nicht an den roten Kopf, oder dass du schnell aus der Puste bist. Wenn du am ersten Tag zwei Minuten läufst, eine Minute gehst und dann noch eine Minute versuchst, ist das ein guter Anfang. Arbeite dich in den folgenden Tagen hoch bis zu sieben Minuten. Mach das regelmäßig und du wirst nach wenigen Wochen 20 Minuten am Stück schaffen! Genauso ist es mit meinen Übungen hier in dem Buch. Du hast Angst vor Liegestützen? Vergiss diese Angst. Versuche einen, vielleicht noch einen zweiten, gerade wenn du denkst, dass du die nie schaffen wirst. Am nächsten Tag wirst du drei schaffen! Das wird sich großartig anfühlen! Und doppelt großartig, wenn du dich überwunden hast, eine „Angstübung" zu bewältigen. Nach ein paar Wochen kannst du darüber herrlich lachen.

# Heat up & Cool down

## Bevor du jetzt ganz engagiert mit den Übungen loslegst, ...

... wärme dich bitte immer vorher auf. Das gehört zu jedem Training dazu, genauso wie das Cool down im Anschluss.

So bereitest du deinen Körper und deinen Geist auf das vor, was danach kommt. Du schützt dich damit vor Überdehnung und Verletzungen. Deswegen lohnt es sich auch, das nicht so huschi zu machen, sondern viel Liebe und Aufmerksamkeit in die einzelnen Körperregionen zu stecken.

Vorab bringst du den Puls und Kreislauf in Fahrt. Du kannst fünf bis zehn Minuten eine Einheit aus dem Ausdauer- oder Cardiobereich wählen: Dazu gehören viele Arten des Laufens, zum Beispiel Joggen, Treppenlaufen, auf der Stelle laufen, Radfahren, Heimtrainer, Seilspringen, strammes Walken.

So, jetzt bist du schon ein bisschen auf Temperatur. Nun gilt es, die Gelenke einzeln zu mobilisieren. Immer von oben nach unten. So kannst du dir leichter merken, was schon dran war. Fange vielleicht mit dem Kreisen der Schultern an, erst einzeln, dann beide zusammen. Weiter geht es mit den Armen und den Handgelenken. Erinnere dich nun an einen Hula-Hoop-Reifen und lasse die Hüfte kreisen. Weiter geht es eine Etage tiefer zu den Knien. Bein anheben und den Unterschenkel kreisen lassen, danach die

andere Seite. Ganz zum Schluss der Gelenkaktivierung sind auch noch die Fußgelenke dran. Um Muskeln, Sehnen und Bänder zu dehnen, kannst du dich mit gestreckten Beinen langsam nach vorne beugen und versuchen, mit den Händen auf den Boden zu kommen. Vielleicht gehst du auch noch im Vierfüßlerstand auf deine Matte. Beim Einatmen machst du einen Katzenbuckel, beim Ausatmen wechselst du langsam ins Hohlkreuz.
Nun bist du super vorbereitet für dein Workout.

**Cool down**
Da kommt es natürlich ein bisschen darauf an, welchen Sport du gemacht hast. Aber im Grunde tut langsames Laufen/Gehen draußen in der Natur immer gut.

Auch den Körper noch einmal durch zu dehnen, ist nicht verkehrt. Wer Yoga macht, liebt sicherlich den meditativen Schlussteil unter der Decke. Warum nicht? Was ich dir empfehle, ist, noch mal in den Körper hineinzuspüren. Was tut sich da gerade? Spüre, wie das Blut durch die Adern rauscht. Lasse den Atem langsam zur Ruhe kommen, den Puls ebenfalls. Schenke dir diese wertvolle Nachzeit und bedanke dich bei dir und deinem Körper.

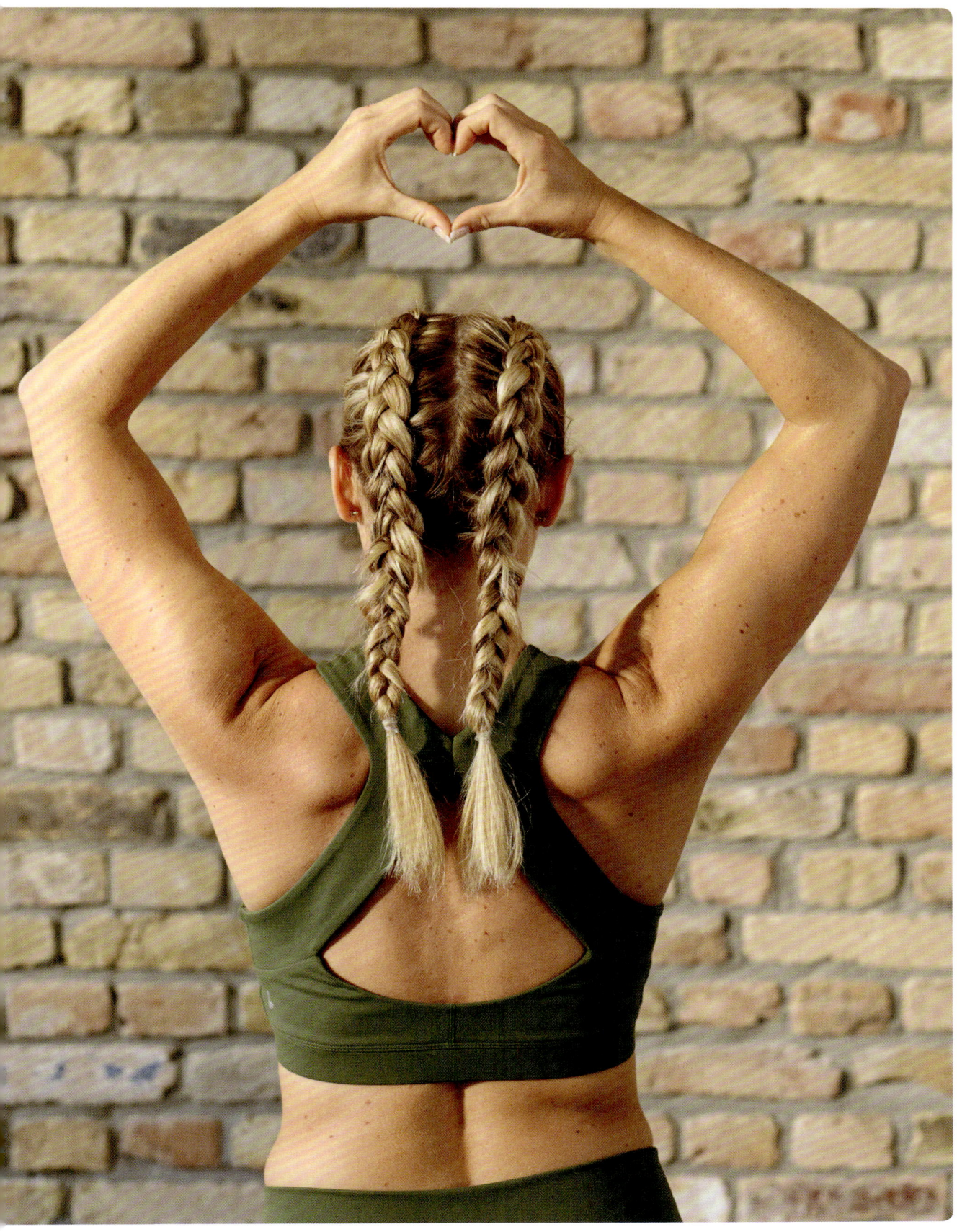

# Dein Bewegungsprofil

Powerschnecke oder Faultier? Faultiere haben sich ihren Namen redlich verdient, denn die putzigen Geschöpfe legen aufgrund ihres niedrigen Stoffwechsels nur wenige Meter am Tag zurück. Meistens lassen sie sich einfach nur hängen und schlafen. Kommt dir das irgendwie bekannt vor? Spaß beiseite. Fakt ist, dass wir uns tatsächlich im Alltag alle immer weniger bewegen – es sei denn, man steuert aktiv dagegen. Selbst Kinder haben immer mehr Motorikprobleme, weil sie schon im Kleinkindalter vor den Tablets sitzen, statt draußen zu toben, und im Schulkindalter von ihren Müttern kutschiert werden. Die Großen sind aber auch nicht unbedingt besser. Fest steht, den Po muss man schon selber in Bewegung bringen und dabei gibt es im Alltag mehr Möglichkeiten, als man so denkt – die stecken in meinen Fragen gleich mit drin.

Mach doch mal zuerst einen Check, wie aktiv du tatsächlich im Alltag bist. Dazu wieder ein paar Reflexionsfragen:

○ Wie kommst du zur Schule, Uni, Arbeit?

......................................................................................

○ Wenn du mit dem Auto oder öffentlichen Verkehrsmitteln fährst – liegt es an der Entfernung oder an der Bequemlichkeit?

......................................................................................

○ Wann bist du das letzte Mal mit dem Fahrrad unterwegs gewesen?

......................................................................................

○ Wird Betriebssport angeboten und wenn ja, nutzt du ihn?

......................................................................................

○ Bist du eine Kutscher-Mutti? Wenn ja, warum?

○ Was ist deine Haupttätigkeit im Alltag?

................................................................

○ Ist sie überwiegend im Sitzen?

................................................................

○ Gibt es zwischendurch die Möglichkeit, sich zu bewegen?

................................................................

○ Machst du Pausen?

................................................................

○ Sind diese auch mal aktiv?

................................................................

○ Gibt es irgendwann am Tag eine Gelegenheit, zu der du läufst?

................................................................

○ Gehst du überhaupt spazieren/wandern/walken?

................................................................

○ Wenn du die Wahl hast: Fahrstuhl oder Treppe?

................................................................

○ An welchen Stellen in deinem Alltag siehst du Möglichkeiten
für mehr Bewegung?

................................................................

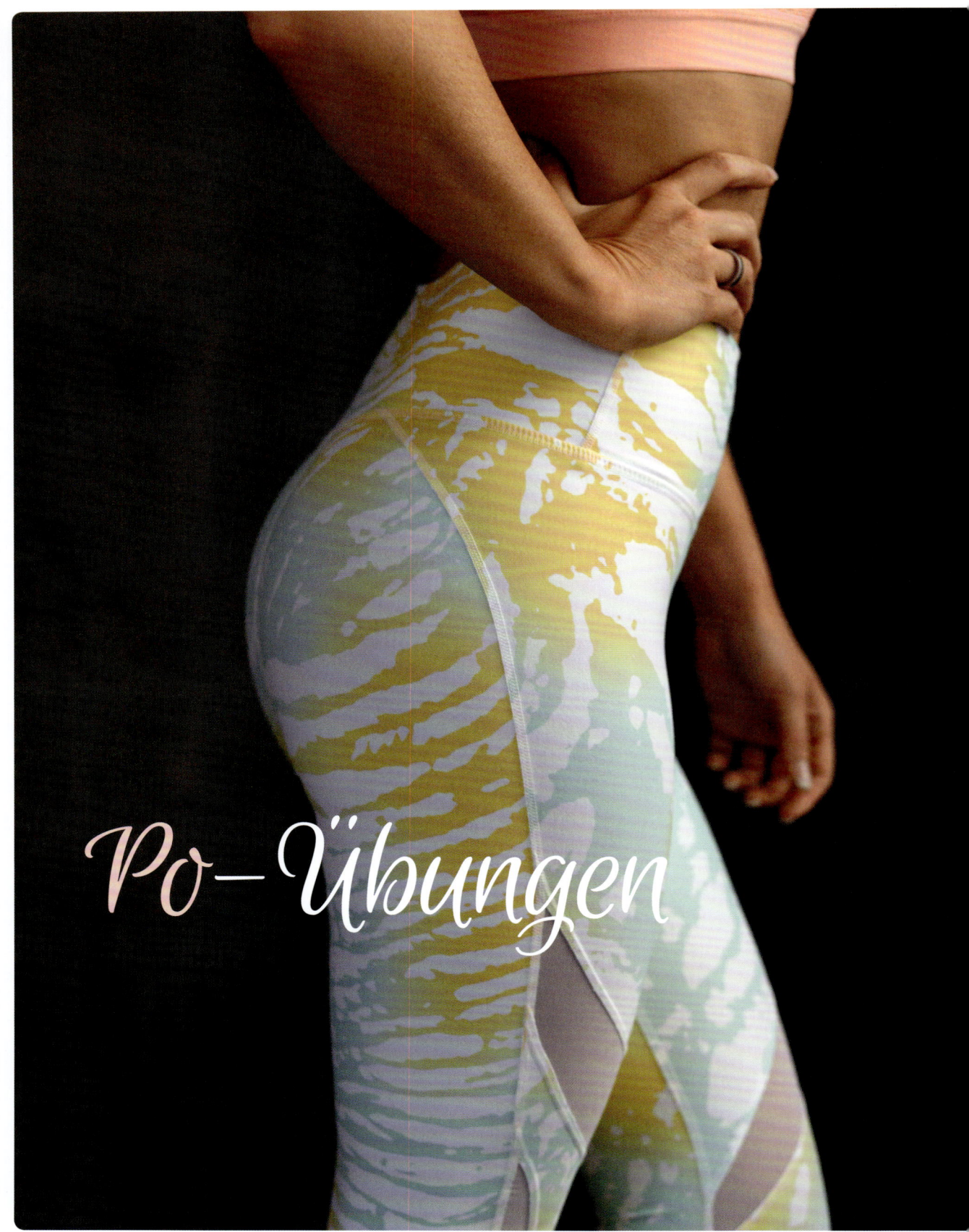

Po–Übungen

# Donkey-Kicks

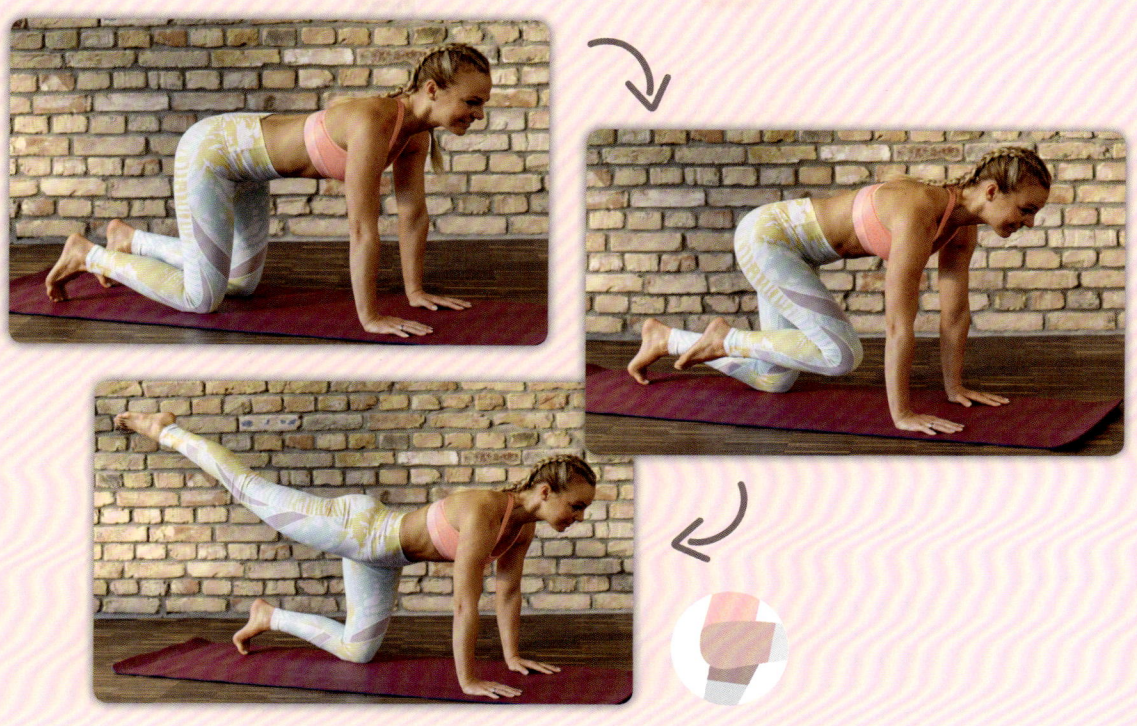

pro Seite  **20x**   **3x**

**Schritt 1:** Geh in den Vierfüßlerstand.
Die Ellenbogen sind ganz leicht gebeugt.
Der Rücken ist gerade und die Hüfte stabil.

**Schritt 2:** Konzentriere dich darauf, jetzt schon
den Bauch und den Rumpf anzuspannen. Nun
kann es losgehen.

**Schritt 3:** Du ziehst ein Knie heran, während
das andere fest am Boden fixiert ist. Das an-
gezogene Bein wird nun nach hinten hinaus,
gerade leicht in die Höhe gestreckt. Dabei wird
das Gesäß maximal angespannt, deine Körper-
mitte bleibt dagegen stabil. Bein halten und
dann wieder anziehen. Und wieder von vorne.
Nach 20 Wiederholungen das Bein wechseln.

**Übungstipp:** Wichtig ist hier die bewusste Ausführung der Übung, nicht die Zahl der Wiederholungen. Spüre der Körperspannung bis in den Po hinein nach. Fühlst du die Gesäßmuskulatur?
Dann bist du auf der richtigen Spur.

# Bridge

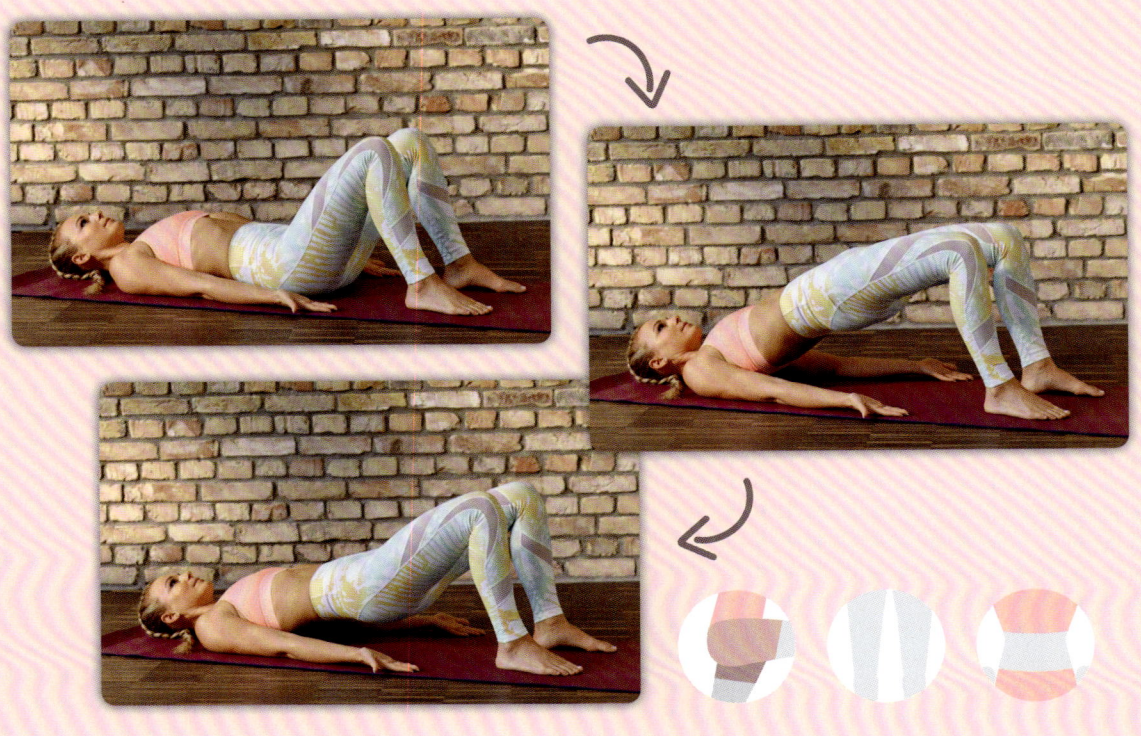

15–20 x    3 x

**Schritt 1:** Im Liegen stellst du die Beine auf und legst die Arme eng an den Körper. Am besten mit den Handrücken auf dem Boden, dann sind die Schultern automatisch tief. Die Belastung ist auf der Ferse.

**Schritt 2:** Heb nun mit geradem Rücken und viel Bauchspannung den Po hoch und halte ihn dort. Nicht ins Hohlkreuz gehen! Stabil bleiben und der Po bleibt konsequent unter Spannung.

**Schritt 3:** Dann die Hüfte bis fast über den Boden senken und wieder anheben.

**Übungstipp:** Du möchtest an die Cellulitis und einen schönen Übergang zum Po? Dann kannst du hiermit noch eine Schippe drauflegen: Die Beine etwas weiter weg vom Körper aufstellen. Nun, ohne die Füße zu bewegen, mehr Druck nach unten in den Boden geben und so tun, als ob du die Ferse zum Gesäß ziehen wolltest. Dann jubelt die hintere Oberschenkelmuskulatur.

# Ausfallschritt zur Seite

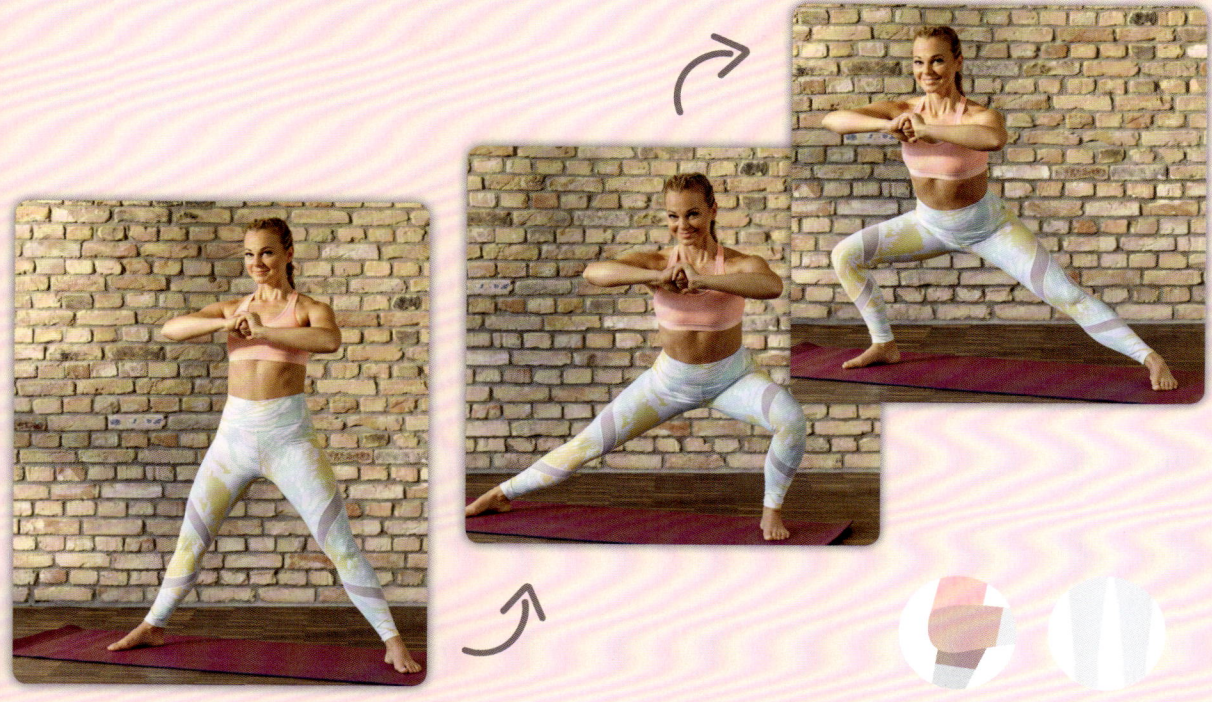

pro Seite **15–20 x**   **3 x**

**Schritt 1:** Stell dich breit auf deine Matte. Die Füße zeigen leicht nach außen. Der Oberkörper ist aufrecht und wenn du die Schultern tief nach hinten ziehst, öffnet sich automatisch der Brustkorb. Die Arme sind angewinkelt und die Hände kommen in Brusthöhe zusammen.

**Schritt 2:** Dann die Hüfte auf die eine Seite schieben mit dem Gesäß hinten, sodass die Knie nicht über die Fußspitzen ragen. Auf einer Seite ist das Knie dann gebeugt und auf der anderen Seite wird das Bein lang. Das gebeugte Knie eher weiter nach außen drücken. Es sollte nicht zwischen den Füßen sein, sondern darüber oder außerhalb. Du kannst die Hände auf den Hüften abstellen oder die Arme nach vorne strecken – wie du dich am wohlsten fühlst. Die Belastung bleibt die ganze Zeit auf dem ganzen Fuß, tendenziell mehr auf der Ferse. Seitenwechsel.

# Sumo

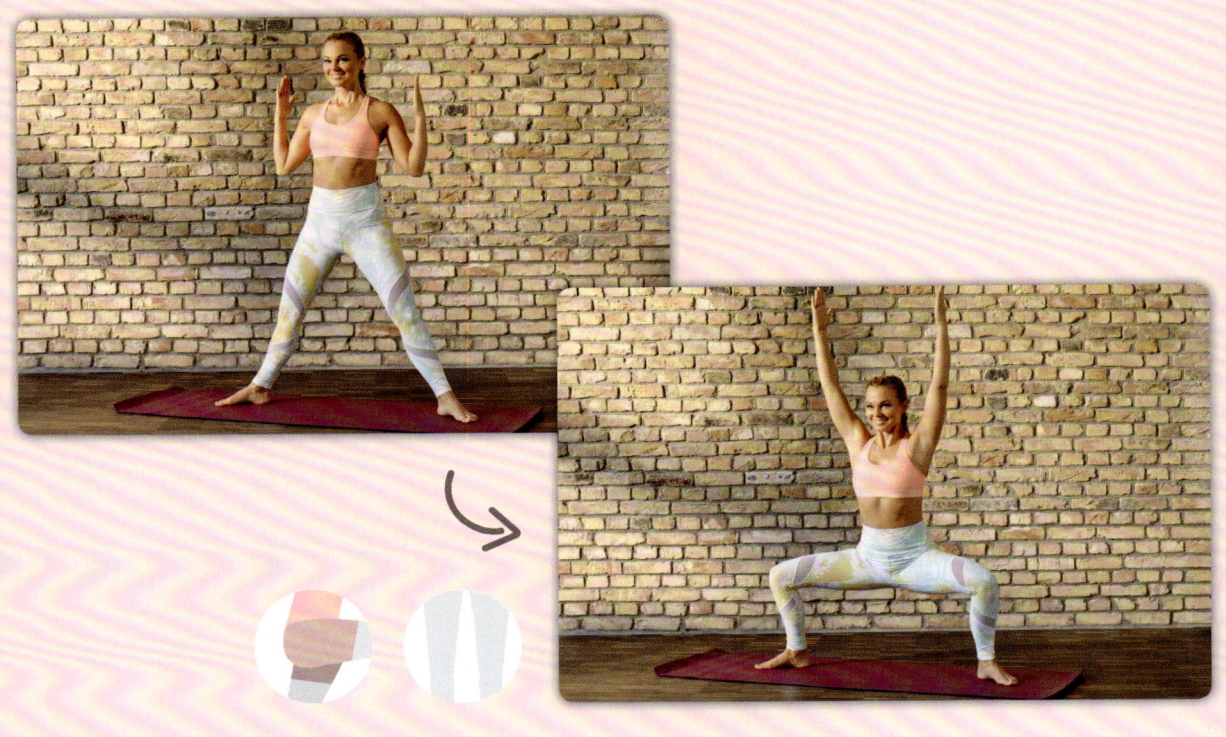

15 x    3 x

**Schritt 1:** Stell dich im weiten Stand auf deine Matte, dabei sind die Füße mehr als schulterbreit geöffnet. Die Fußspitzen zeigen nach außen. Der Oberkörper bleibt aufrecht. Die Schultern sind tief und nach hinten gezogen, dabei hebt sich automatisch deine Brust. Die Arme sind vor dem Oberkörper angewinkelt, die Handflächen zeigen zueinander und die Fingerspitzen zur Decke.

**Schritt 2:** Und los geht es. Mit aufrechtem Oberkörper geht das Gesäß nach unten, gleichzeitig werden die Arme nach oben gestreckt. Die Knie werden dabei schön weit nach außen geschoben. Die Belastung bleibt die ganze Zeit auf dem ganzen Fuß, tendenziell mehr auf der Ferse. Wenn die Hüfte wieder hochgeschoben wird, oben noch mal bewusst das Gesäß fester anspannen und wieder nach unten gehen.

**Übungstipp:** Du brauchst nicht viel Schwung. Aber dafür wieder darauf achten, die Übung mit viel Konzentration auszuführen. Spannung im Po! Das ist das Entscheidende.

# Aufsteiger

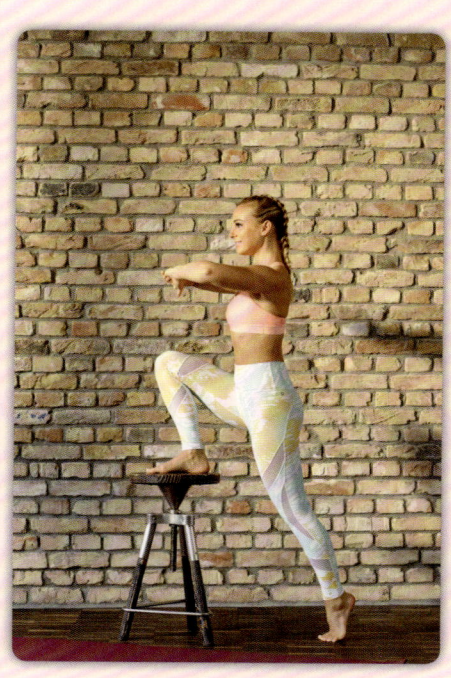

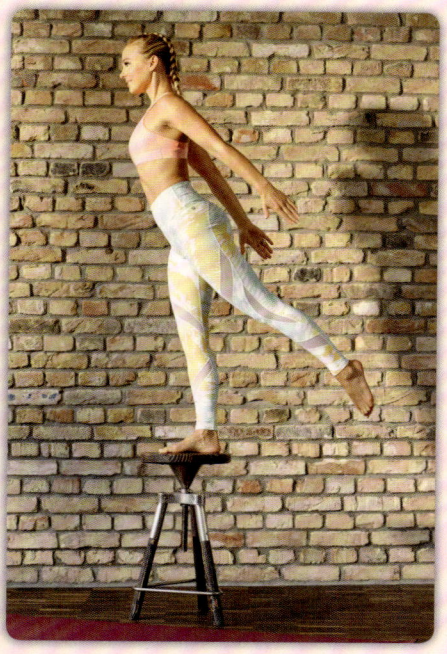

pro Seite **10–15x**   **3x**

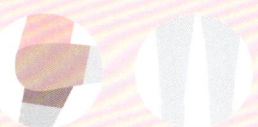

**Schritt 1:** Such dir einen Stuhl, eine Bank oder eine Kiste. Du brauchst nicht so hoch zu starten wie ich jetzt. An die Höhe kannst du dich herantasten. Stell einen Fuß fest auf die Sitzfläche. Dein Oberkörper bleibt gerade und die Belastung wird auf das hochgestellte Bein verlagert.

**Schritt 2:** Mit geradem Rücken jetzt ohne viel Unterstützung des langen Beins aufrichten und langsam wieder ablassen. Versuch mal, insbesondere in den letzten Zentimetern nicht einfach runterzuplumpsen, sondern gegen die Schwerkraft anzukämpfen und dich langsam bis zum Boden abzulassen. Ganz kurz nur den Boden küssen und wieder nur aus der Kraft des angewinkelten Beins mit aufrechtem Oberkörper hochkommen.

**Übungstipp:** Mit den Armen kannst du dir etwas Schwung für den Aufstieg besorgen. Das klappt besser, wenn man in die Gegenrichtung arbeitet. Heißt: beim Hochkommen Arme nach unten. Wenn du den Dreh raushast, macht diese Übung richtig Laune.

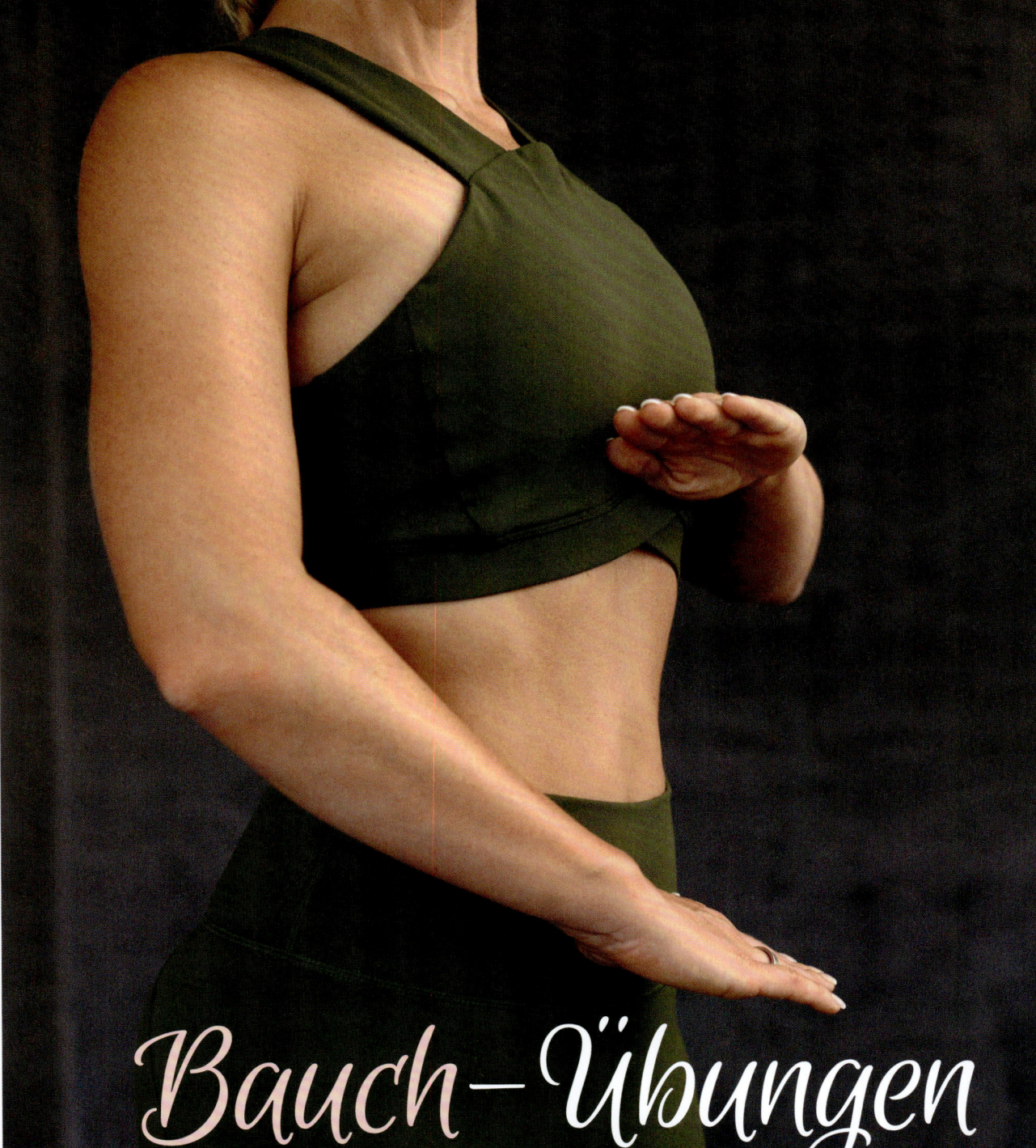

Bauch-Übungen

# Crunches

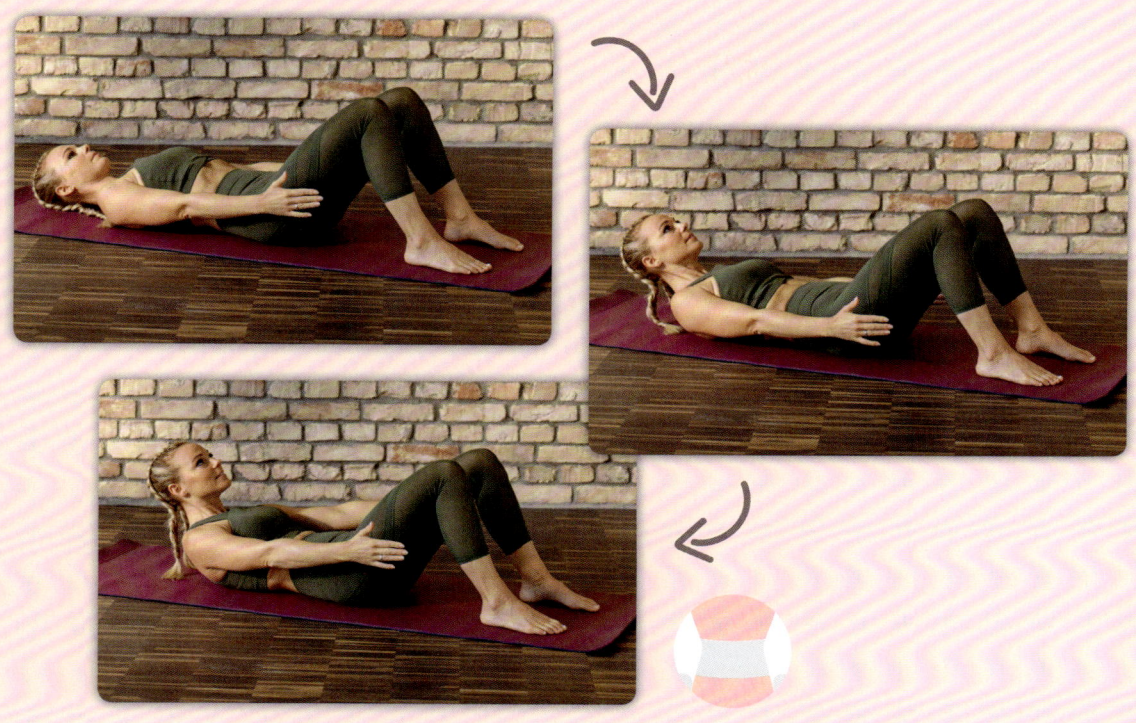

15–20x  3x

**Schritt 1:** Leg dich für die Crunches – Rumpf-beugen – auf den Rücken. Die Arme legst du entweder gerade neben den Körper oder du hältst sie angewinkelt an die Schläfen. Fass nicht hinter den Kopf.

**Schritt 2:** Winkle die Beine leicht an. Wenn du dich fit fühlst, dann kannst du die Beine auch in einem 90-Grad-Winkel in der Luft halten.

**Schritt 3:** Wenn du nun den Kopf anhebst, bleiben die Schultern tief und dein Kinn bleibt etwa eine Faustbreit vom Dekolleté entfernt. Schau an die Decke, spann den Bauch fest an und beug deinen Oberkörper bis zum maxima-len Punkt. Kurz halten und dann langsam wieder zurück, bis die Schulterblätter sich fast ablegen wollen. Das machst du jedoch nicht, sondern kommst gleich wieder langsam hoch.

**Übungstipp:** Crunches und Sit-ups werden gerne verwechselt. Unsere Crunches sind die feinere Übung. Auch hier kommt es wieder auf die konzentrierte Ausführung an. Lehne dich Wirbel für Wirbel zurück, dabei können sich die Bauchmuskeln Stück für Stück wieder öffnen.

# Beinheben

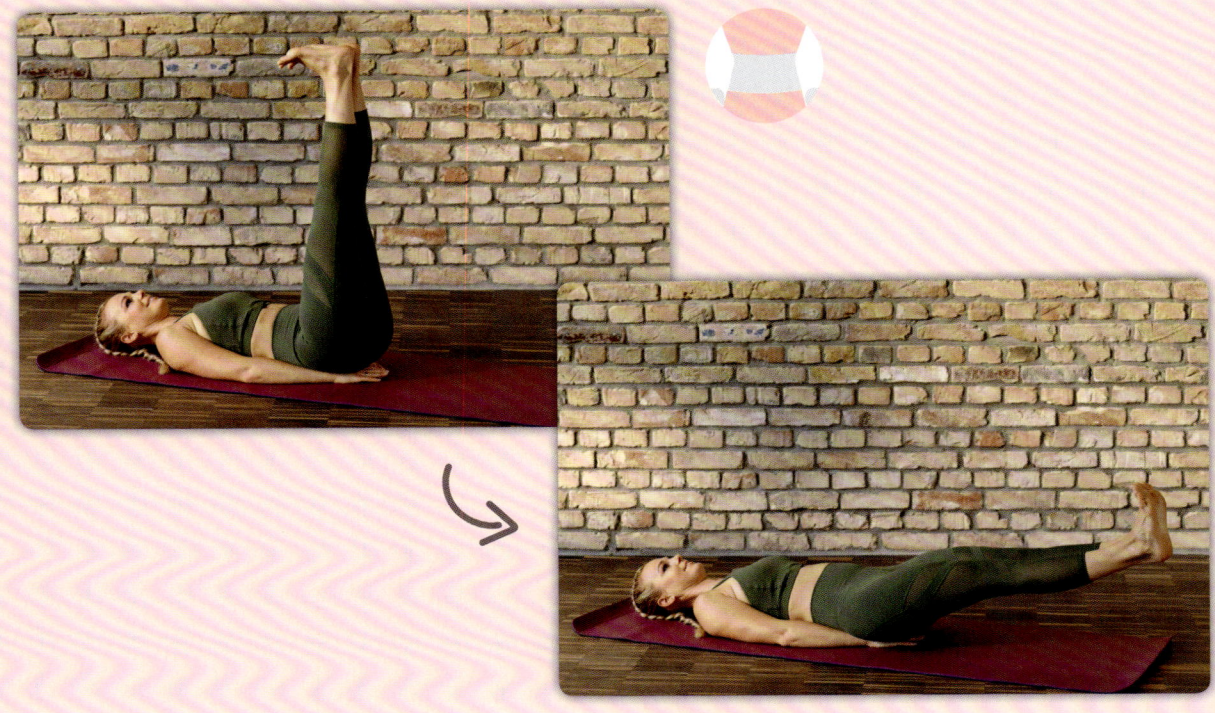

10–15x   3x

**Schritt 1:** Leg dich lang auf den Rücken. Die Beine sind geschlossen. Nimm für den Anfang am besten die Hände unter den Po. Wenn du dich schon sicherer fühlst, dann leg die Arme neben den Körper. So bleiben deine Schultern während der Übung schön tief.

**Schritt 2:** Versuche, den Rücken schön fest am Boden zu halten. Und nun die Beine gestreckt in die Luft heben. Puh, das zieht!

**Schritt 3:** Hebe und senke nun die Beine. Aber nicht mit Schwung, sondern schön langsam mit der tiefen Konzentration auf die Bauchmuskeln.

**Übungstipp:** Sei nicht traurig, wenn diese Übung am Anfang nicht so oft klappt. Sei stolz auf jede einzelne Ausführung. Die Übung ist wirklich effektiv und nach einer Weile wirst du mehr davon schaffen.

# Unterarmstütz

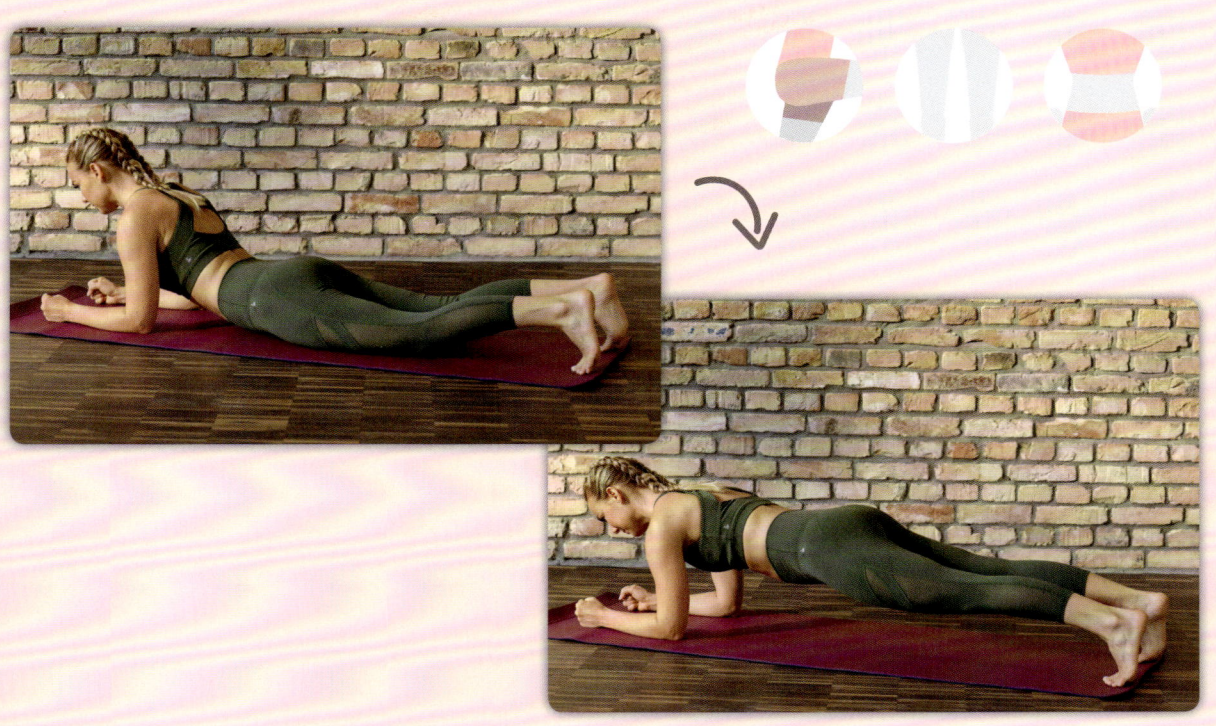

10 Sek.  3 x

**Schritt 1:** Leg dich auf dem Bauch auf den Boden. Die Ellenbogen stellst du eng neben der Brust, unterhalb der Schulter auf. Balle die Fäuste, das gibt Kraft. Die Zehen sind aufgestellt.

**Schritt 2:** Spann Arme, Bauch und Po fest an und dann geht es nach oben in den Stütz. Die Bewegung kommt aus dem Rumpf und dem Gesäß. Beine und Oberkörper sind in der Luft. Halten – und dann langsam wieder absenken.

**Übungstipp:** Du kriegst den Po nicht hoch? Kann am Anfang gut passieren, weil die Körperspannung fehlt. Nicht verzweifeln, sondern volle Konzentration und Anspannung. Du schaffst das! Gerade wenn du denkst, dass du nicht mehr kannst, bis drei zählen und langsam absenken. Und zum Wohle deiner Knie nicht einfach runterplumpsen!

# Seitstütz

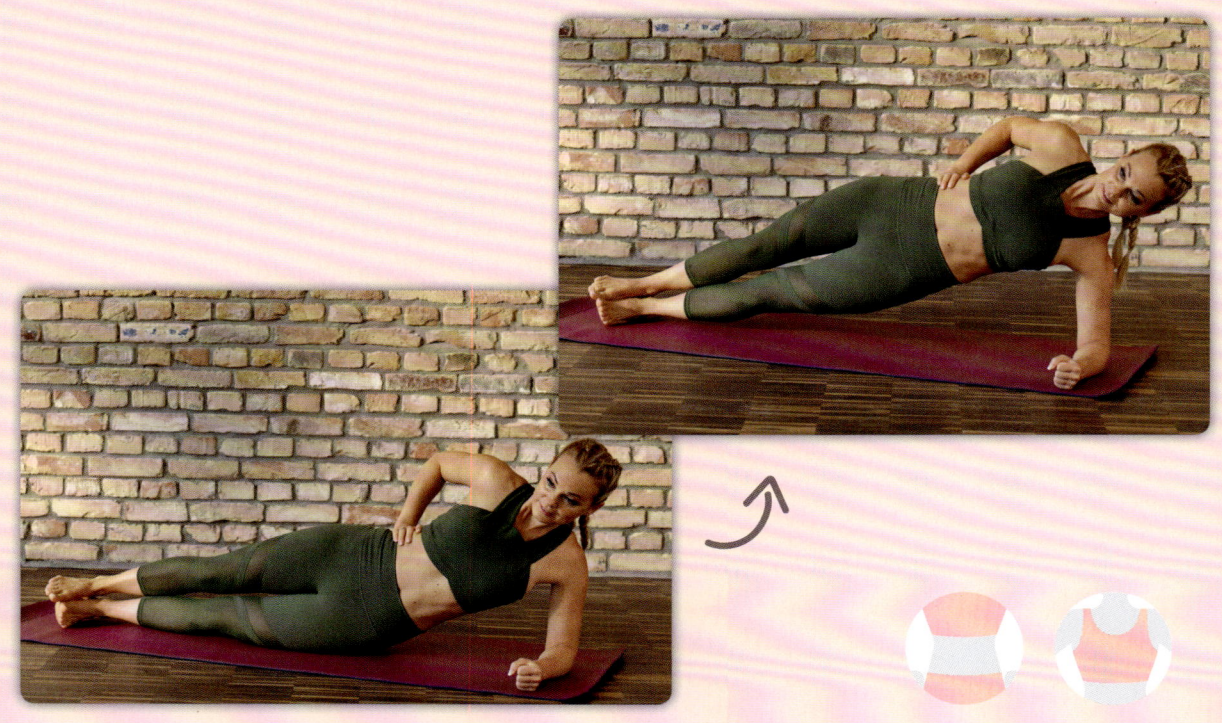

pro Seite **10–15 x**   **3 x**

**Schritt 1:** Leg dich auf die Seite und stütz den Arm nah am Körper, auf dem Ellenbogen unterhalb der Schulter auf. Den anderen Arm kannst du auf der Hüfte aufstellen. Dein Körper bildet eine gerade Linie. Damit das besser klappt, spann den Po an und schieb ihn nach vorne.

**Schritt 2:** Stell die Füße übereinander und den unteren Fuß auf dem Außenrist auf dem Boden auf. Beim Liegen sind die Beine noch leicht angewinkelt. Wenn der Po hochgeht, strecken sich

die Beine und die Füße stehen fest am Boden. Man kann für einen besseren Halt auch den oberen Fuß vor den unteren stellen.

**Schritt 3:** Du hast die perfekte Position gefunden – ab geht es mit Po und Hüfte nach oben. Versuche, so weit wie möglich hochzukommen und die Höhe zu halten, und achte dabei auf einen geraden Oberkörper. Wenn die Kräfte nachlassen, bis drei zählen und dann langsam absenken.

**Übungstipp:** Anfänger können auch auf den Knien starten.

# Russian Twist

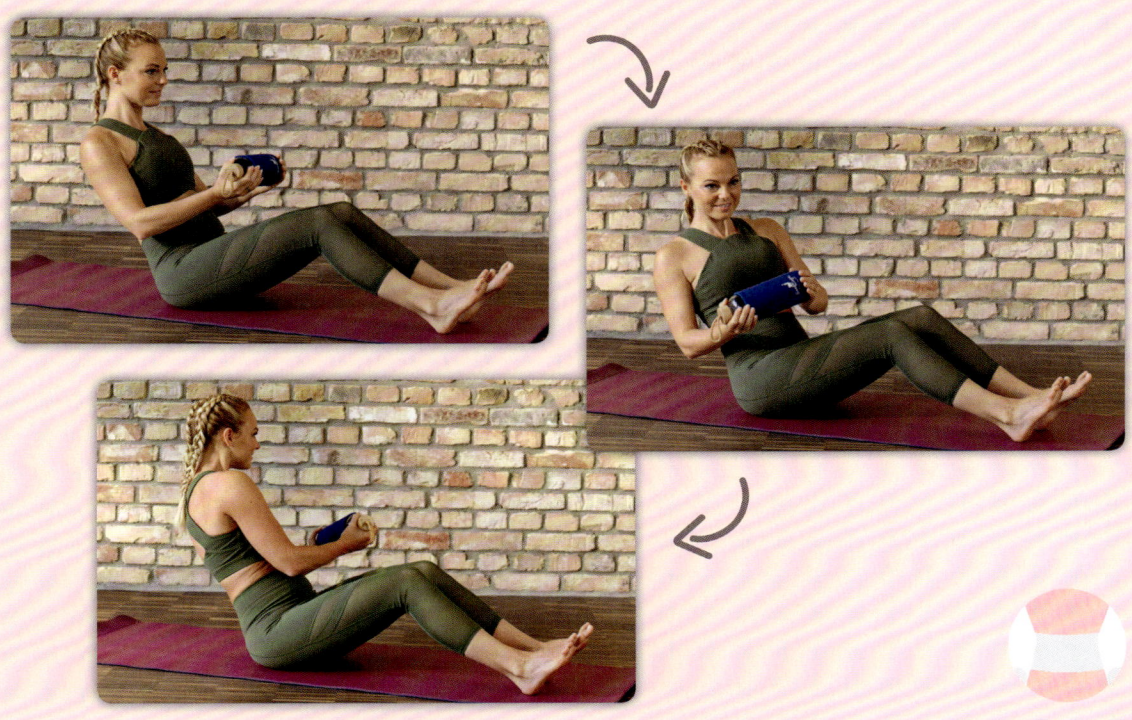

pro Seite **10–15 x**    **3 x**

**Schritt 1:** Leg eine gefüllte Wasserflasche, einen Gewichtball oder eine Hantel bereit. Setz dich auf deinen Po und winkle die Beine leicht an.

**Schritt 2:** Jetzt lehne den Oberkörper so weit nach hinten, dass der Bauch auf voller Spannung ist. Dein Rumpf sollte dabei leicht gebeugt sein. Nimm dein Übungsgerät in Brusthöhe in die Hände.

**Schritt 3:** Aus dieser leichten Rückenlage gehst du nun in die Bewegung und drehst deinen Körper nach links und rechts. Versuche dabei, die Hüfte stabil zu halten und die Bewegung aus dem Oberkörper zu führen, nicht aus den Armen.

**Übungstipp:** Stell dir vor, dass dein Gewicht wie ein Lenkrad ist. Das ist fixiert an unserem Körper und damit versuchen wir zu lenken mit Schwerpunkt auf dem Rumpf. Wenn du dich stark fühlst, kannst du die Beine während der Drehung auch anheben.

# Bein–Übungen

# Kniebeuge

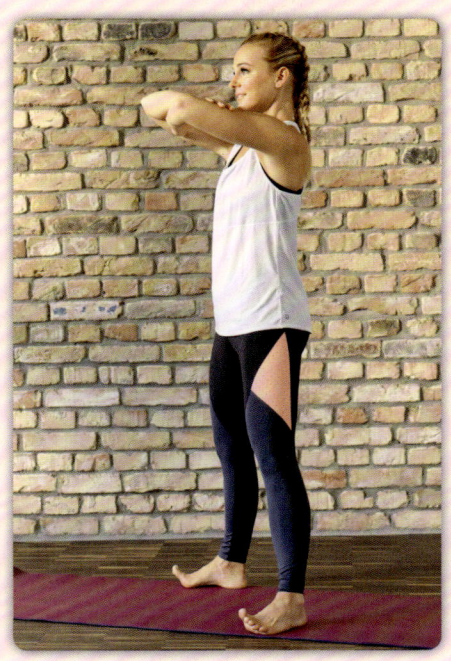 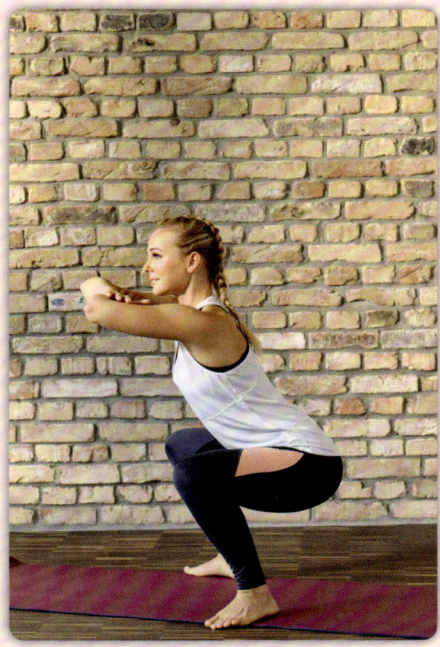

10–15 x    3 x

**Schritt 1:** Ein Klassiker, der es in sich hat. Stell dich hüftbreit auf deine Matte.

**Schritt 2:** Für die Arme gibt es zwei mögliche Positionen: Entweder streckst du sie nach oben in die Luft oder du machst es wie ich und legst die Hände über Kreuz auf die Schultern. Sind die Arme schön hoch, bleibt der Oberkörper aufrechter.

**Schritt 3:** Und nun ran an den Speck. Die Hüfte ist gerade und der Po angespannt. Schieb das Gesäß und die Hüfte nach hinten, als würdest du dich auf einen Stuhl setzen. Die Belastung wird auf dem ganzen Fuß verteilt. Bleib schön in der konzentrierten Spannung bis zu deinem tiefsten Punkt mit aufrechtem Oberkörper – dann langsam genauso wieder hochkommen. Und weil es so guttut, ohne Pause gleich weitermachen.

Sehr wichtig: Deine Knie zeigen während der kompletten Bewegung in dieselbe Richtung wie deine Füße!

# Ausfallschritt

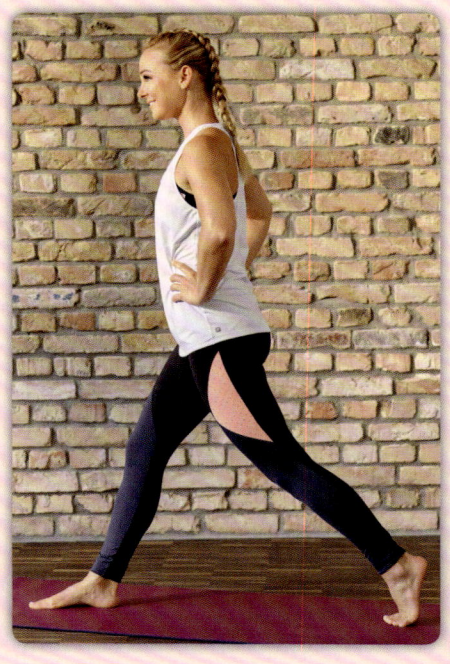 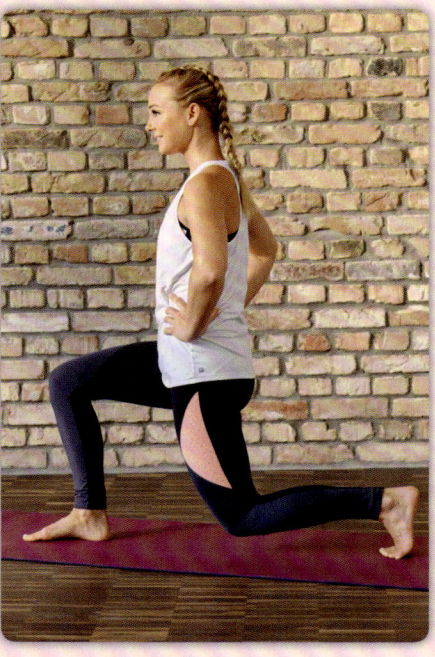

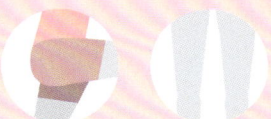   pro Seite  **10–15 x**    **3 x**

**Schritt 1:** Du stehst auf deiner Matte und machst mit einem Bein einen großen Schritt nach hinten. Der vordere Fuß steht fest auf dem Boden und wird einen kleinen Tick mehr auf der Ferse belastet. Die Zehen des hinteren Fußes sind aufgestellt. Dein Oberkörper ist stabil aufgerichtet und du bist gerade in der Hüfte.

**Schritt 2:** Die Hände stützt du auf den Hüften ab. Nun geht die Fahrstuhlfahrt los: Senk die Hüfte gerade ab, gleichzeitig geht das hintere Knie Richtung Boden. Kurz vor dem Kontakt geht es wieder aufwärts. Das vordere Knie wandert nicht über die Fußspitzen des vorderen Fußes. Und immer schön langsam fahren, dann ist es am wirksamsten.

**Übungstipp:** Wenn du Schwierigkeiten mit deinem Gleichgewicht hast, dann kannst du die Übung auch mithilfe einer Stuhllehne oder Tischkante machen.

# Waden heben

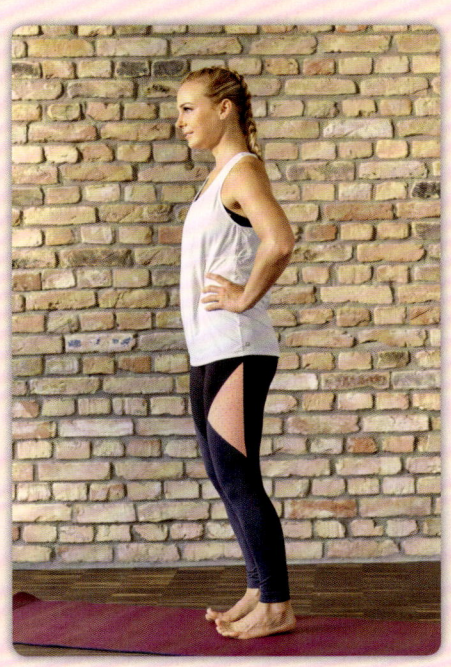 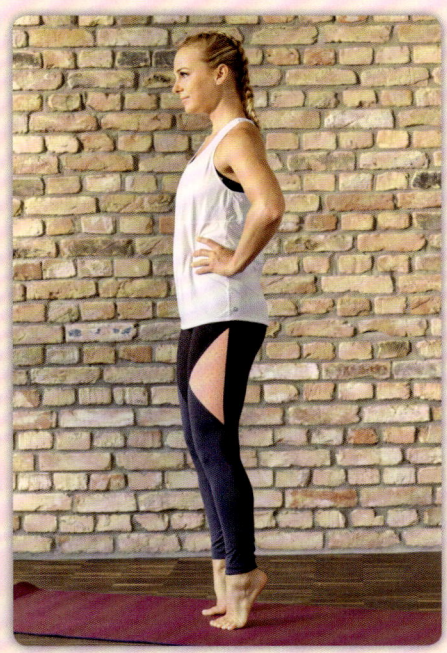

**20 x**  **3 x**

**Schritt 1:** So simpel, aber für Vielsitzer eine ganz tolle Übung, die den Blutfluss in den Beinen ordentlich anheizt. Stell dich mit leicht gespreizten Füßen auf die Matte. Du kannst die Hände in die Seiten stützen oder dich auch leicht irgendwo festhalten.

**Schritt 2:** Jetzt die Fersen hochdrücken, halten und dann wieder absenken. Nicht zu viel Schwung, sondern lieber mit Bedacht auf und nieder.

**Übungstipp:** Wenn du es intensiver magst, absolvierst du die Übung auf einem Bein. Noch eine Steigerung findest du auf einer Treppe oder einem Podest. Dort stehst du nur mit dem halben Fuß drauf, gehst in die Hebung und lässt dich dann tiefer über die Kante hängen.

# Standwaage

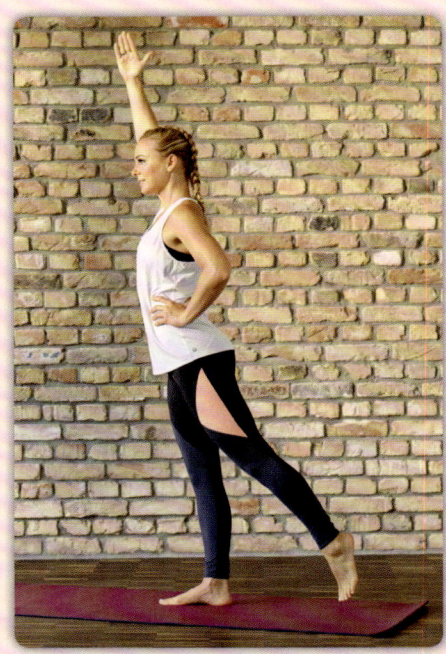

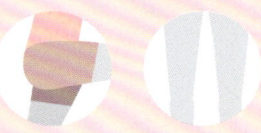

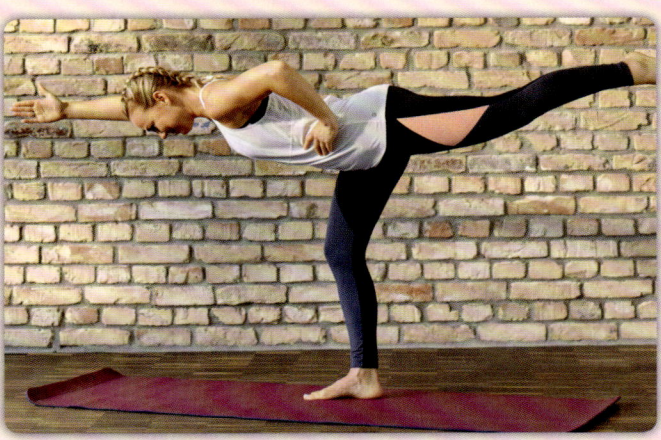

pro Seite **10 – 15 x**   **3 x**

**Schritt 1:** Stell dich zunächst gerade auf deine Matte. Verlagere die Belastung auf das rechte Bein, während das linke schon in die Schwebe geht.

**Schritt 2:** Jetzt hebst du den rechten Arm ganz gerade nach oben zur Decke. Den anderen Arm winkelst du an, die Hand stützt du in die Hüfte. Nun pendelst du dich in die Waage, indem das linke Bein sich hebt und der rechte Arm schön lang ausgestreckt wird. Vielleicht hilft es dir, wenn du dir vorstellst, dass ein Stab durch deinen Körper geht: von der linken Fußspitze bis zur rechten Fingerspitze.

**Schritt 3:** Such dir einen Punkt auf dem Boden vor dir aus, atme tief ein und aus und spann schön den Po an. Konzentriere dich auf dein Standbein und deine Waagehaltung. So lange halten, wie es geht, dann sanft in die Ausgangsposition zurück. Anschließend die Seite wechseln.

# Bulgarian Split Squats

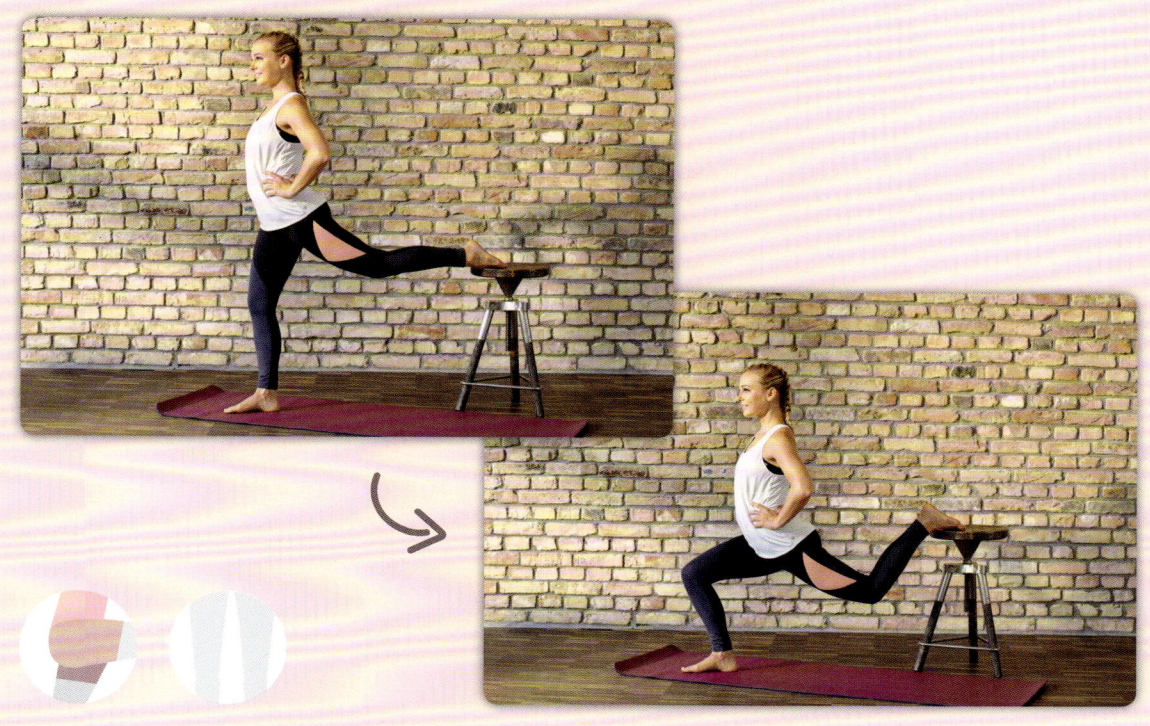

pro Seite  **10–15 x**   **3 x**

**Schritt 1:** Hier ist Gleichgewicht gefragt. Stell dich etwa eine Beinlänge entfernt rückwärts vor einen Stuhl oder eine Bank.

**Schritt 2:** Leg einen Fuß rücklings darauf ab. Der vordere Fuß steht fest am Boden. Die Hüfte ist stabil und gerade, dein Oberkörper aufrecht. Deine Hände sind in der Hüfte abgestützt.

**Schritt 3:** Nun senkst du dein schwebendes Knie und gehst auch automatisch mit dem Standbein tiefer. Achte darauf, dass das vordere Knie nicht über die Spitze des vorderen Fußes wandert.

**Übungstipp:** Keine Hektik! Führe die Übung langsam und kontrolliert aus.

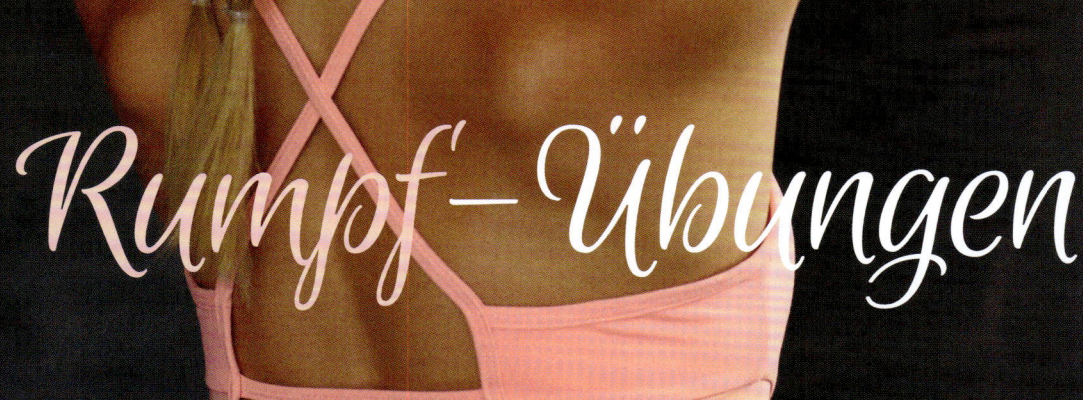

Rumpf-Übungen

# Rollen seitwärts

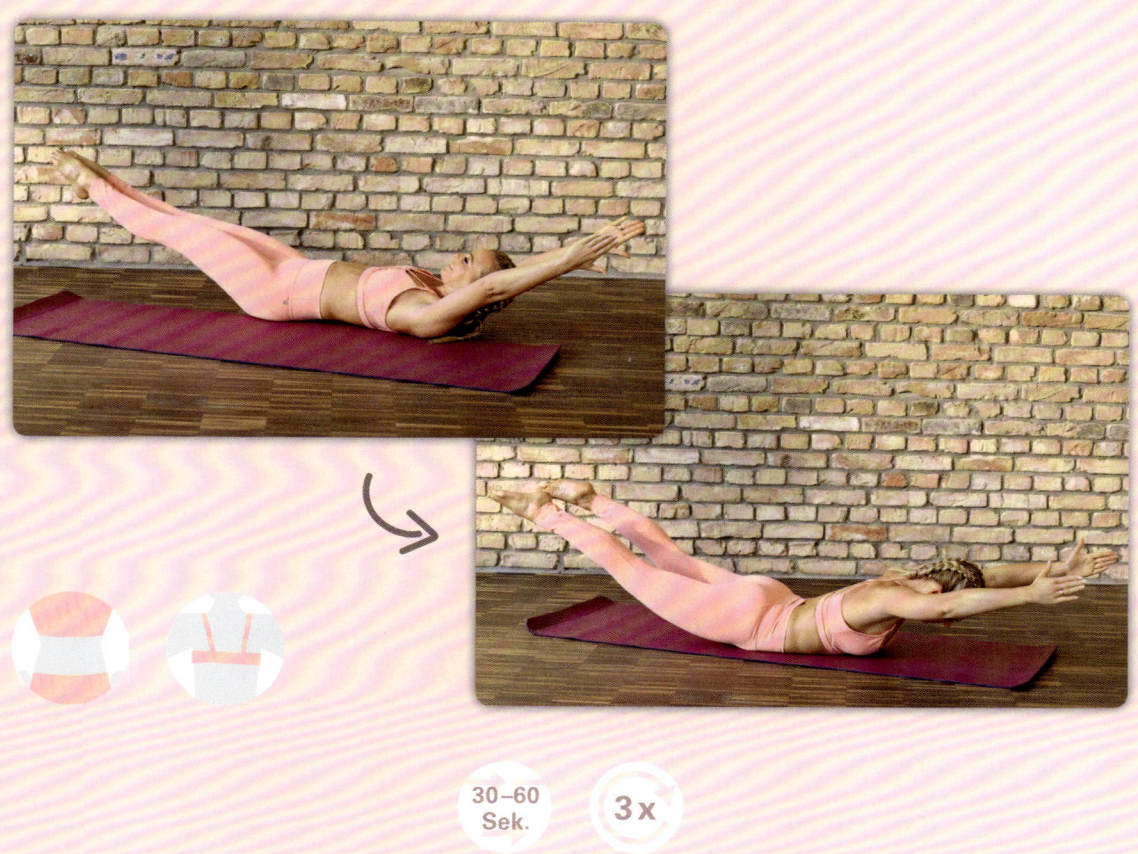

30–60 Sek.    3x

**Schritt 1:** Klingt simpel, braucht aber doch ein bisschen Übung. Leg dich auf den Rücken mit über den Kopf gestreckten Armen.

**Schritt 2:** Spann deinen ganzen Körper an und bilde eine leichte Kurve, indem du Arme, Kopf und Beine etwas anhebst. Der Rumpf bleibt fest am Boden.

**Schritt 3:** Versuche nun, mit leichtem Schwung auf den Bauch zu rollen. Und deine Körperkurve verändert sich nach der Rolle wieder nach oben: Der Bauch liegt fest am Boden, Beine, Kopf und Arme sind wieder leicht angehoben. Und es geht gleich weiter, hin und her.

# Latziehen im Liegen

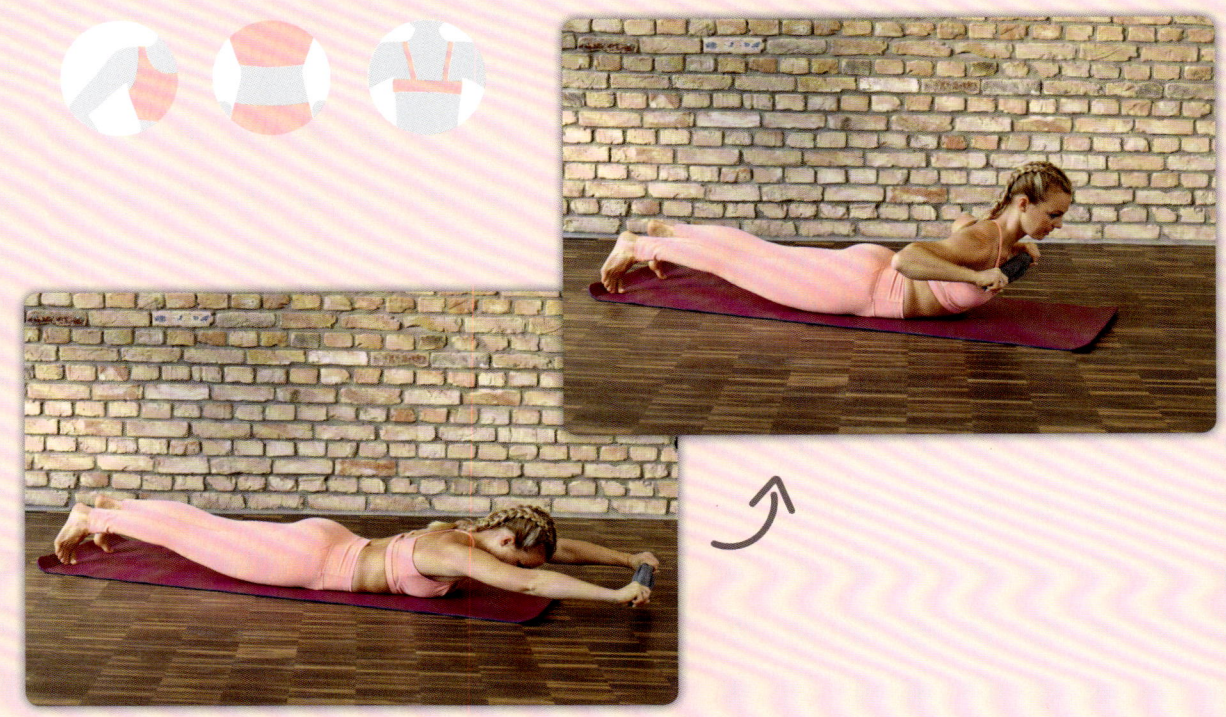

10–15 x    3 x

**Schritt 1:** Hier wird der Latissimus – der breite Rückenmuskel – gestärkt. Nimm ein gerolltes Handtuch zu Hilfe. Leg dich lang auf den Bauch und streck die Beine aus. Die Fußspitzen sind aufgestellt. Um den Kopf gerade zu halten, blickst du auf einen Punkt ein paar Zentimeter vor dir auf dem Boden.

**Schritt 2:** Beine und Po sind angespannt. Streck die Arme aus, greif das Handtuch von beiden Seiten und zieh es zum Brustkorb. Der Oberkörper richtet sich dabei leicht auf. Die Schultern sind tief. Dann die Arme wieder lang strecken und wieder ranziehen. Konzentriere dich darauf, dass die Ausführung hauptsächlich aus den Schultern und dem Latissimus kommt.

**Übungstipp:** Mit einem Theraband kannst du die Übung sehr schön intensivieren. Einfach irgend-wo an einem Tischbein fixieren, jedes Ende in eine Hand nehmen und loslegen.

# Rumpfrotation im Stütz

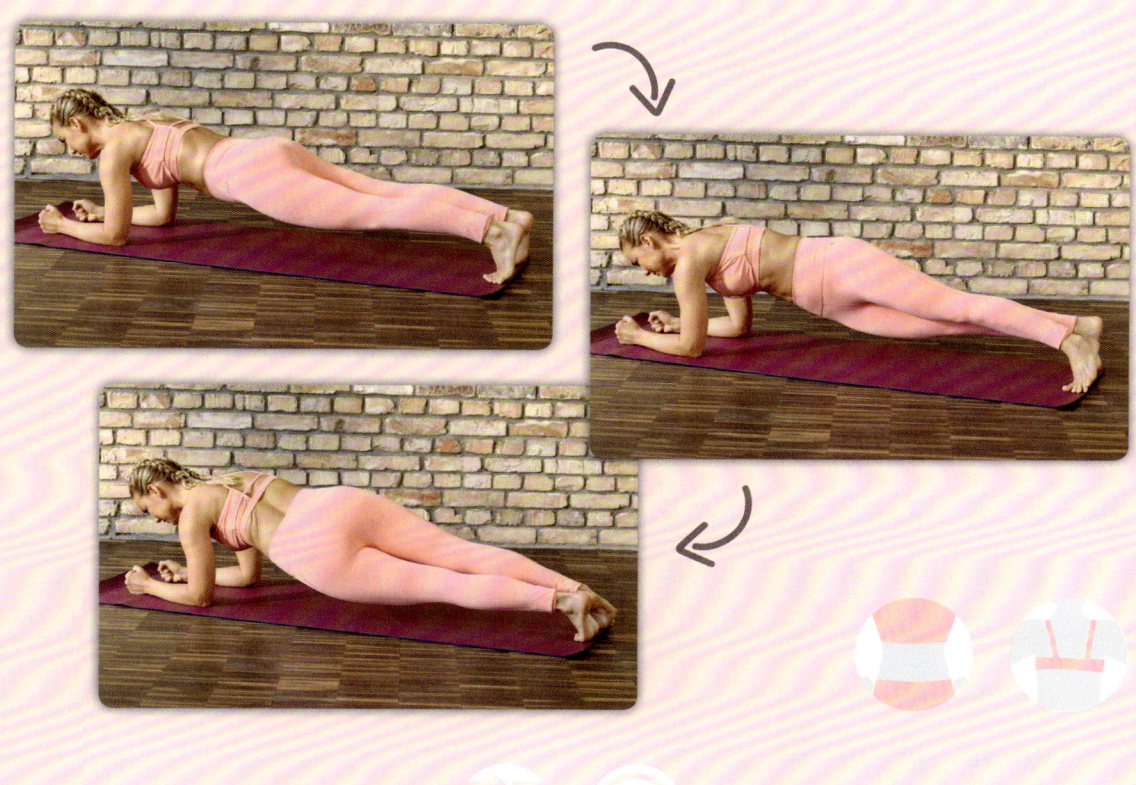

pro Seite **10–15 x**   **3 x**

**Schritt 1:** Leg dich ganz ausgestreckt auf dem Bauch auf den Boden. Die Zehen sind aufgestellt. Die Unterarme stellst du eng neben der Brust, unterhalb der Schulter auf. Deine Fäuste sind geballt.

**Schritt 2:** Bauch und Po fest anspannen. Den ganzen mittleren Körperteil erst anheben und dann den Rumpf erst auf die eine Seite kippen und dann zur anderen Seite. Wenn die Kräfte nachlassen, nicht einfach plumpsen lassen, sondern langsam über die Knie absinken.

**Übungstipp:** Vielleicht schaffst du anfangs nicht so viele Rotationen. Wichtiger, als lange auszuhalten, ist, die Übung ganz konzentriert über die Muskulatur auszuführen.

# Schmetterling im Liegen

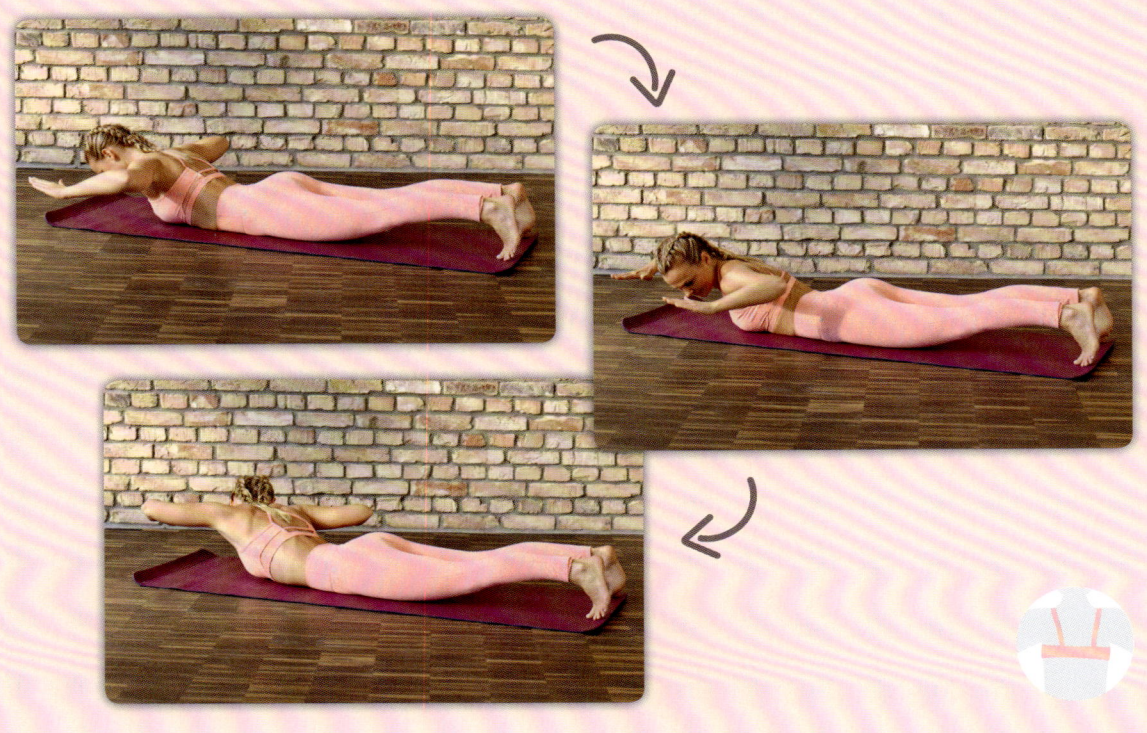

pro Seite **10–15 x**   **3 x**

**Schritt 1:** Du liegst lang auf dem Bauch und streckst die Beine aus. Deine Fußspitzen sind aufgestellt, die Knie gestreckt. Dein Kopf ist gerade und dein Blick fällt ein paar Zentimeter vor dir auf den Boden.

**Schritt 2:** Volle Körperspannung ist hier gefragt, wenn der Schmetterling fliegen möchte.

Winkle dazu die Arme seitlich am Körper an. Heb dich mit Brust und Oberkörper vom Boden ab und bewege dich so zuerst nach rechts und dann nach links. Die Hüfte bleibt dabei fixiert, nur der Oberkörper bewegt sich. Schön den Po anspannen, dann gelingt der Flug nach rechts und links. Zwischendurch nicht den Oberkörper ablegen.

# Paddler

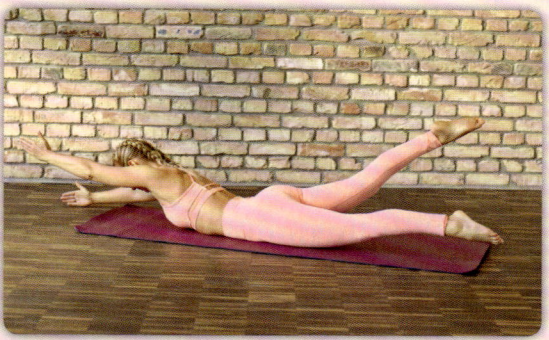

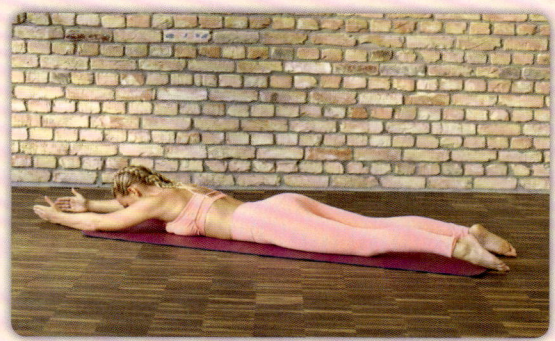

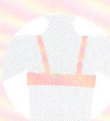

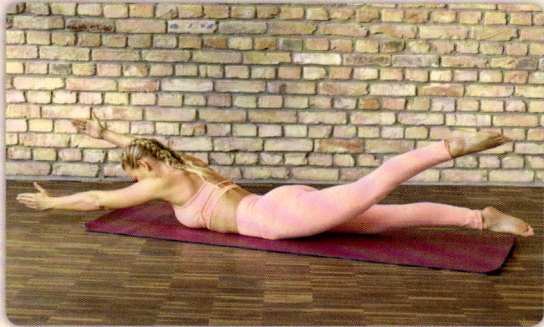

**10 x**  **3 x**

**Schritt 1:** Leg dich wieder bäuchlings auf deine Matte und streck dich lang aus. Heb den Kopf leicht an.

**Schritt 2:** Geh in die Körperspannung und dann hebst du zunächst die Arme und Beine an. Die Hände sind gestreckt, die Daumen zeigen nach oben. Jetzt wird gepaddelt. Nimm den rechten Arm und das linke Bein höher und stell dir vor, du schwimmst durch einen See.

**Schritt 3:** Nun ist die andere Seite dran. Während der rechte Arm und das linke Bein nach unten gehen, hebst du gleichzeitig den linken Arm und das rechte Bein. Das passiert jetzt im Wechsel. Nicht schummeln beim Paddeln – also nicht die Arme oder Beine während der Übung ablegen. Und nicht zu langsam ausführen, es geht um einen schnellen, fließenden Übungsablauf.

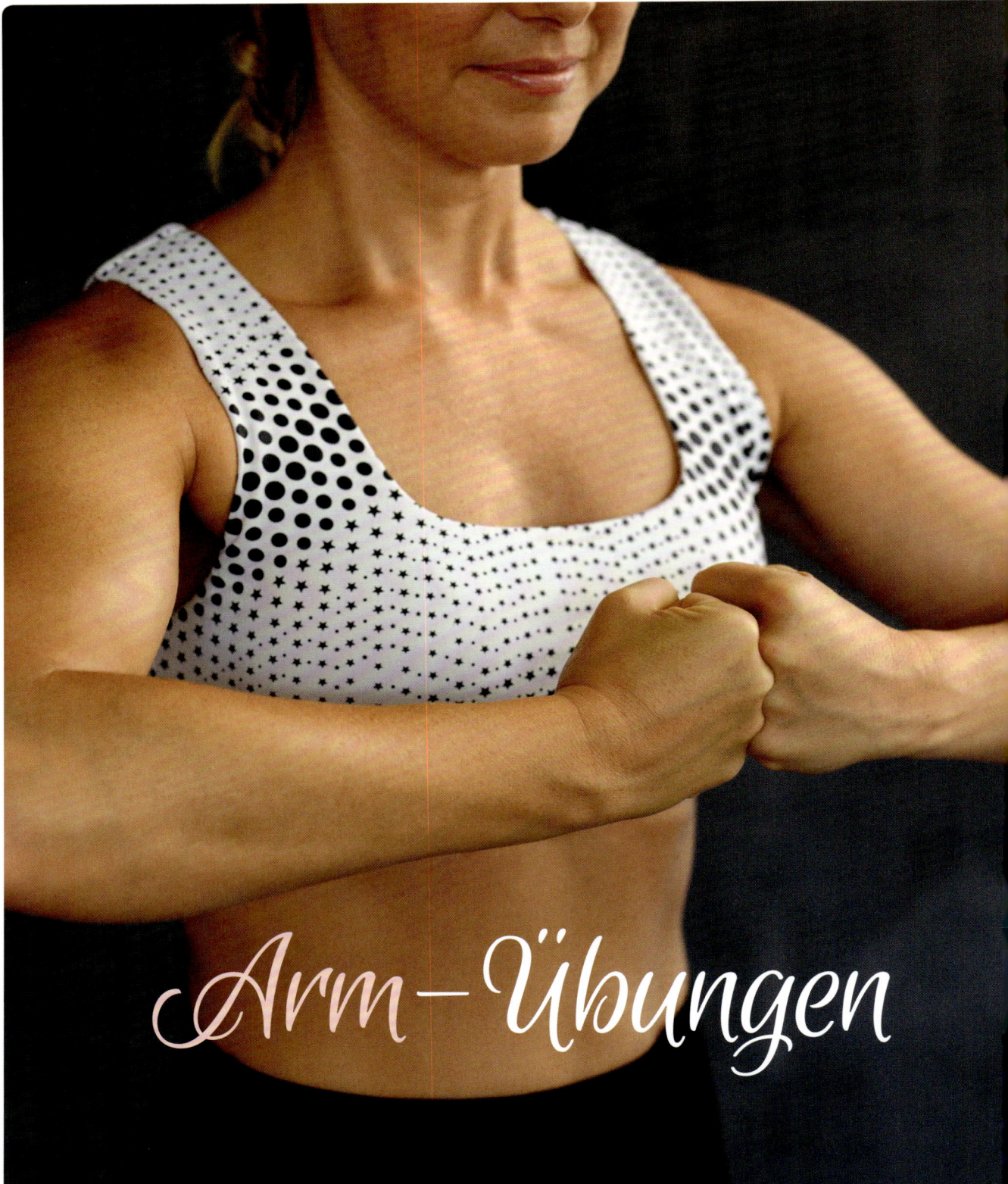

Arm–Übungen

# Bizeps–Curls

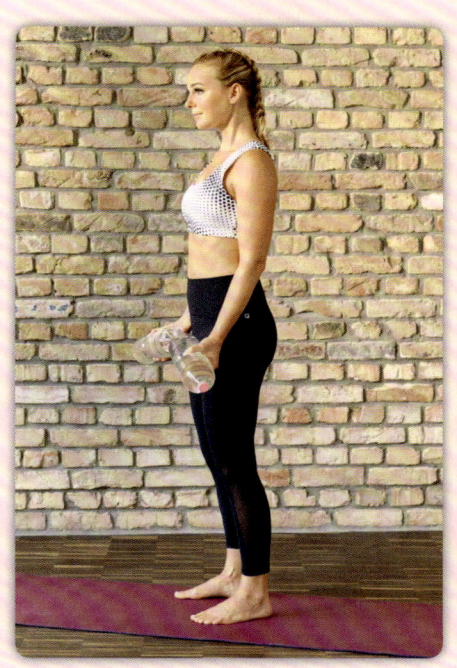 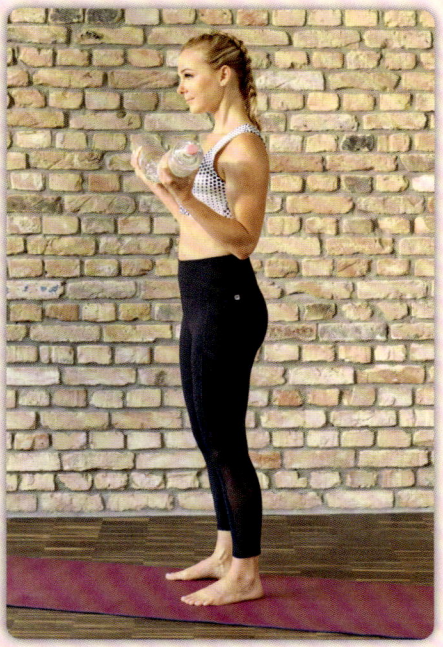

**10–15 x**   **3 x**

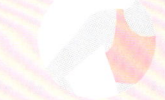

**Schritt 1:** Nimm zwei Wasserflaschen oder kleine Hanteln in die Hände. Und zwar im Untergriff, die Daumen zeigen nach oben. Stell dich stabil auf deine Matte. Die Füße sind hüftbreit aufgestellt. Dein Oberkörper ist fest, die Schultern sind tief.

**Schritt 2:** Nun die Gewichte anheben, aber möglichst ohne dabei die Oberarme zu bewegen. Du hebst sie so weit es geht vor den Körper – ohne Schwung, sondern nur aus der Kraft der Bewegung. Langsam wieder senken, bis die Arme fast nach unten gestreckt sind, und dann regelmäßig auf und nieder.

**Übungstipp:** Achte darauf, dass deine Ellenbogen zwar nah am Körper sind, aber nicht zu nah. Denn das verführt dazu, die Kraft aus der Hüfte zu Hilfe zu nehmen.

# Schulterseitheben

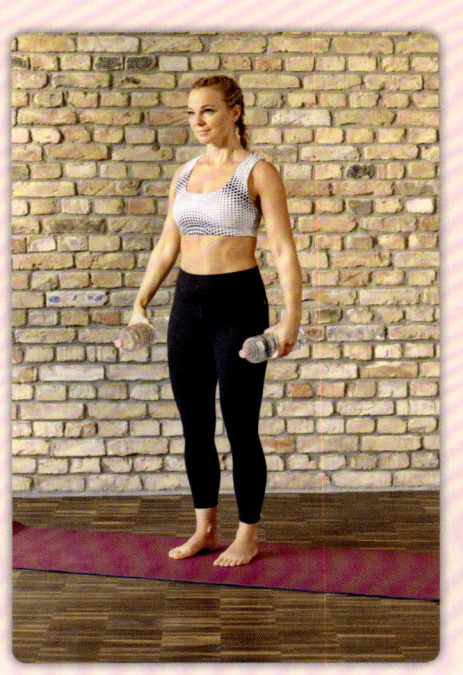 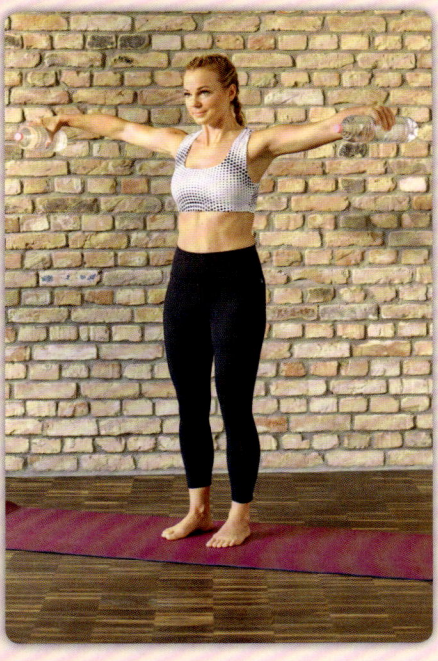

 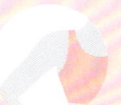 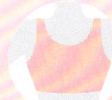

**Schritt 1:** Für diese Übung brauchst du Wasserflaschen oder kleine Hanteln. Stell dich stabil und fest auf deine Matte. Die Beine sind hüftbreit aufgestellt. Dein Blick ist nach vorne gerichtet und die Schultern sind entspannt.

**Schritt 2:** Deine Gewichte hast du gut im Griff in deinen herabhängenden Händen. Nun werden die Arme ausgestreckt seitlich angehoben – und zwar bis über die Schultern. Hol die Kraft aus den Armen, aber ohne Schwung. Der Nacken bleibt während der Übung tief. Langsam absenken und dann gleichmäßig hoch und runter.

**Übungstipp:** Die Gewichte kannst du mit der Zeit etwas steigern. Wichtiger als das hohe Gewicht ist allerdings die konzentrierte, langsame Ausführung der Übung.

# Liegestütz

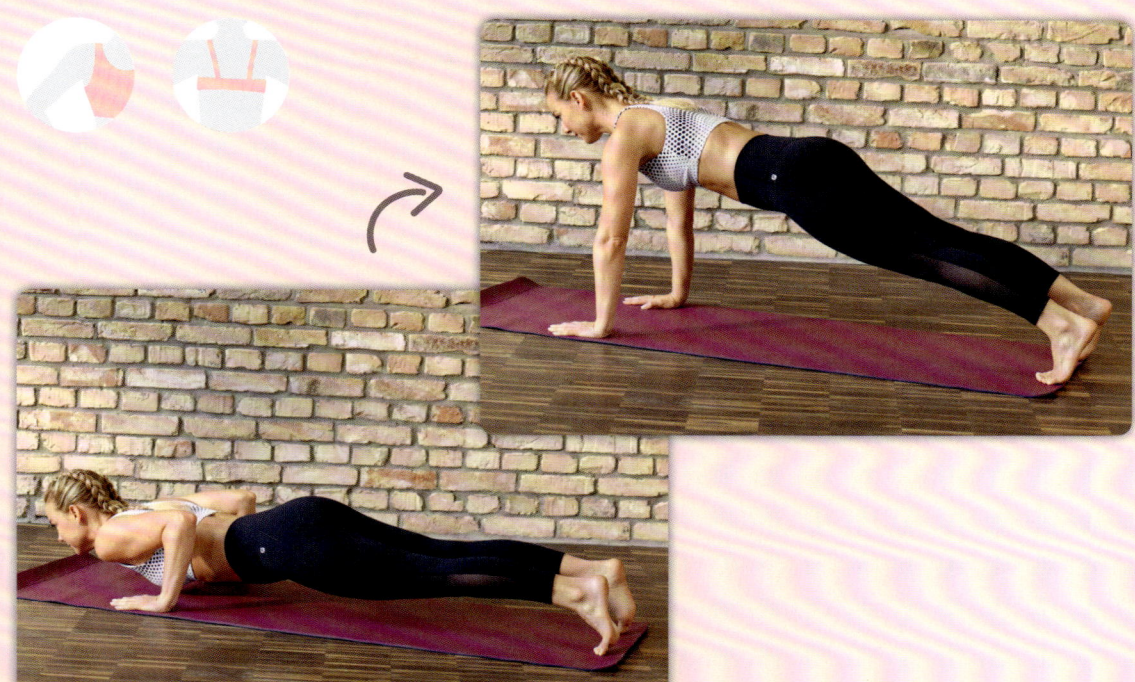

**10–15 x**    **3 x**

**Schritt 1:** Hey, hab keine Angst vor den Liege-stützen! Mit ein bisschen Übung schaffst du das bald im Schlaf. Leg dich bäuchlings auf deine Matte. Die Handgelenke werden unter den Schultern platziert. Die Ellenbogen sind in der Ausgangsposition leicht gebeugt aufgestellt und die Schulterblätter nach hinten gezogen. Die Fußspitzen sind aufgestellt.

**Schritt 2:** Baue Spannung im Po und im ganzen Rumpf auf. Die Brust berührt noch den Boden. Dein Blick geht nach vorn.

**Schritt 3:** Alles anspannen und dann aus der ganzen Kraft heraus den Körper nach oben schieben, bis die Arme gestreckt sind. An-fangs kannst du noch die Knie zu Hilfe nehmen, also dich statt auf die Fußspitzen auf die Knie stützen. Halten und langsam wieder absenken. Bitte nicht plumpsen lassen!

**Übungstipp:** Finde die richtige Position deiner Hände, die dich anfangs am besten unterstützt. Je enger du die Hände aufstellst, umso mehr arbeitest du mit dem Trizeps.

# Dips am Stuhl

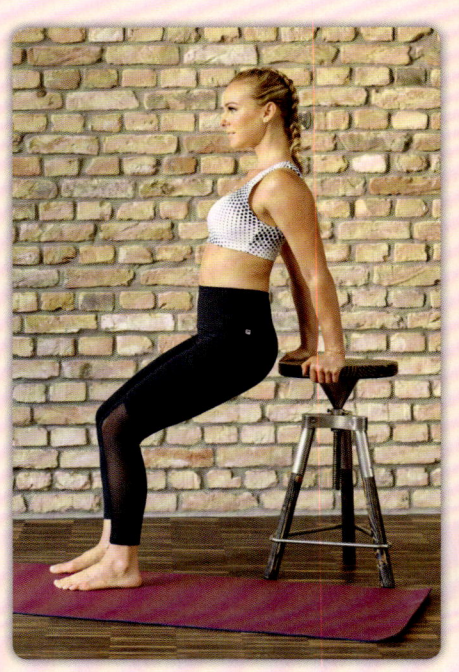
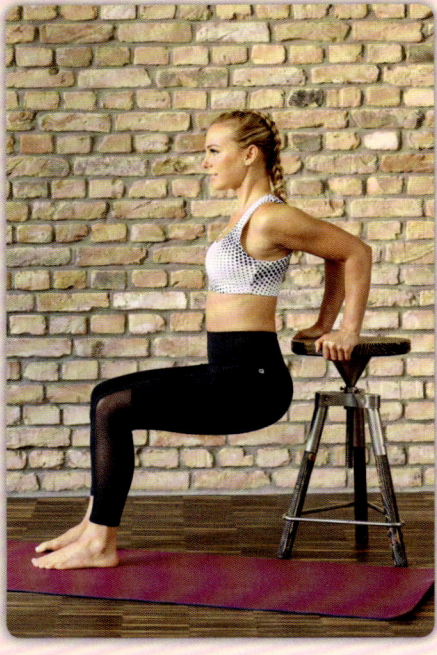

 10–15 x  3 x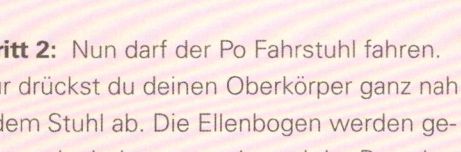

**Schritt 1:** Setz dich auf einen Stuhl oder eine Bank. Die Hände sind eng am oder fast unter dem Po. Die Fingerspitzen zeigen nach vorne und greifen die Kante. Die Füße sind schön weit weg, leicht gespreizt aufgestellt, die Beine angewinkelt. Zwischen deinen Füßen und dem Stuhl ist viel Platz.

**Schritt 2:** Nun darf der Po Fahrstuhl fahren. Dafür drückst du deinen Oberkörper ganz nah vor dem Stuhl ab. Die Ellenbogen werden gebeugt und wieder gestreckt und der Po geht auf und nieder.

**Schritt 3:** Wenn du es noch intensiver magst, versuche es mit ausgestreckten Beinen oder stell die Füße auf eine Erhöhung.

**Übungstipp:** Eine Kante findet sich eigentlich überall – auch draußen im Park. Diese Übung kannst du super zwischendurch in den Alltag einbauen.

# Trizeps in der Brücke

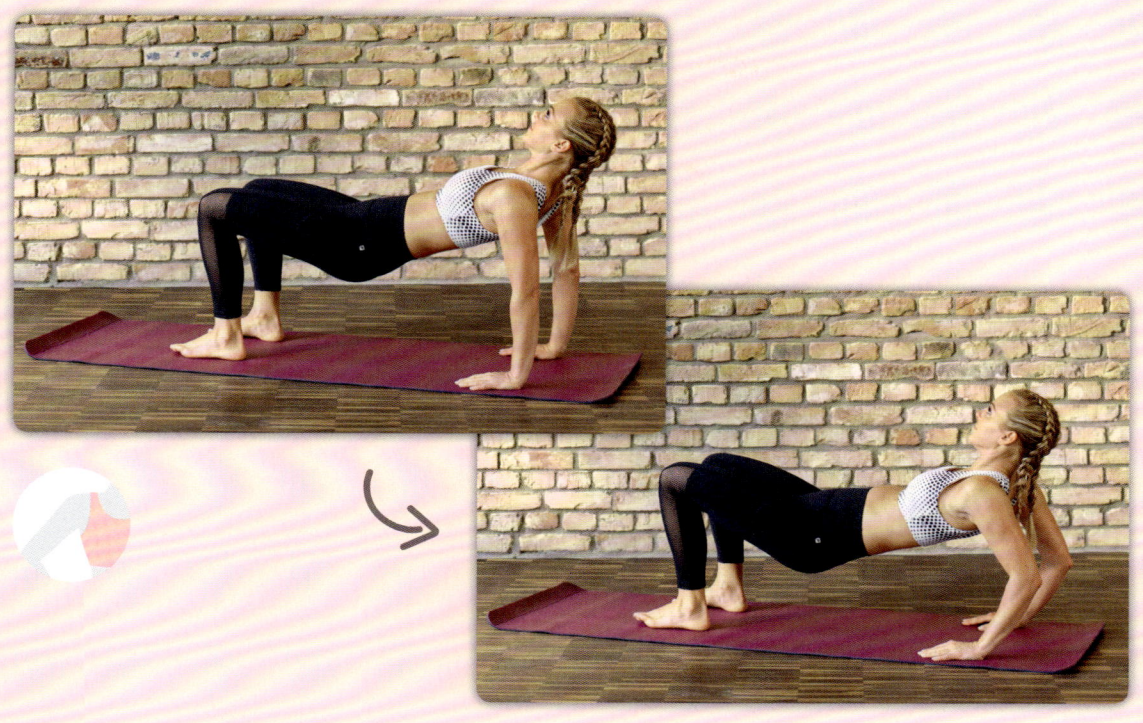

**10–15 x**    **3 x**

**Schritt 1:** Für diese Übung brauchst du eine gute Beweglichkeit in den Schultern. Um diese zu fördern, kannst du die Schultern auch vor der Übung kreisen lassen, hochziehen, absenken – auch gerne abwechselnd.

**Schritt 2:** Nun ab auf die Matte, nimm die Haltung einer Brücke ein. Stell deine Arme weit hinter deinem Po auf. Fuß- und Fingerspitzen zeigen nach vorne.

**Übungstipp:** Führe die Bewegungen langsam und kontrolliert aus.

**Schritt 3:** Jetzt geht der Po Richtung Decke. Dafür spannst du den Bauch und das Gesäß kräftig an. Spannung halten, denn hier findet jetzt keine Bewegung mehr statt. Konzentriere dich nur auf deine Ellenbogen, die sich beugen und wieder strecken. Das braucht etwas Übung, aber du kannst das schaffen! Das gibt straffe Arme, denn der Trizeps formt den Arm besonders schön.

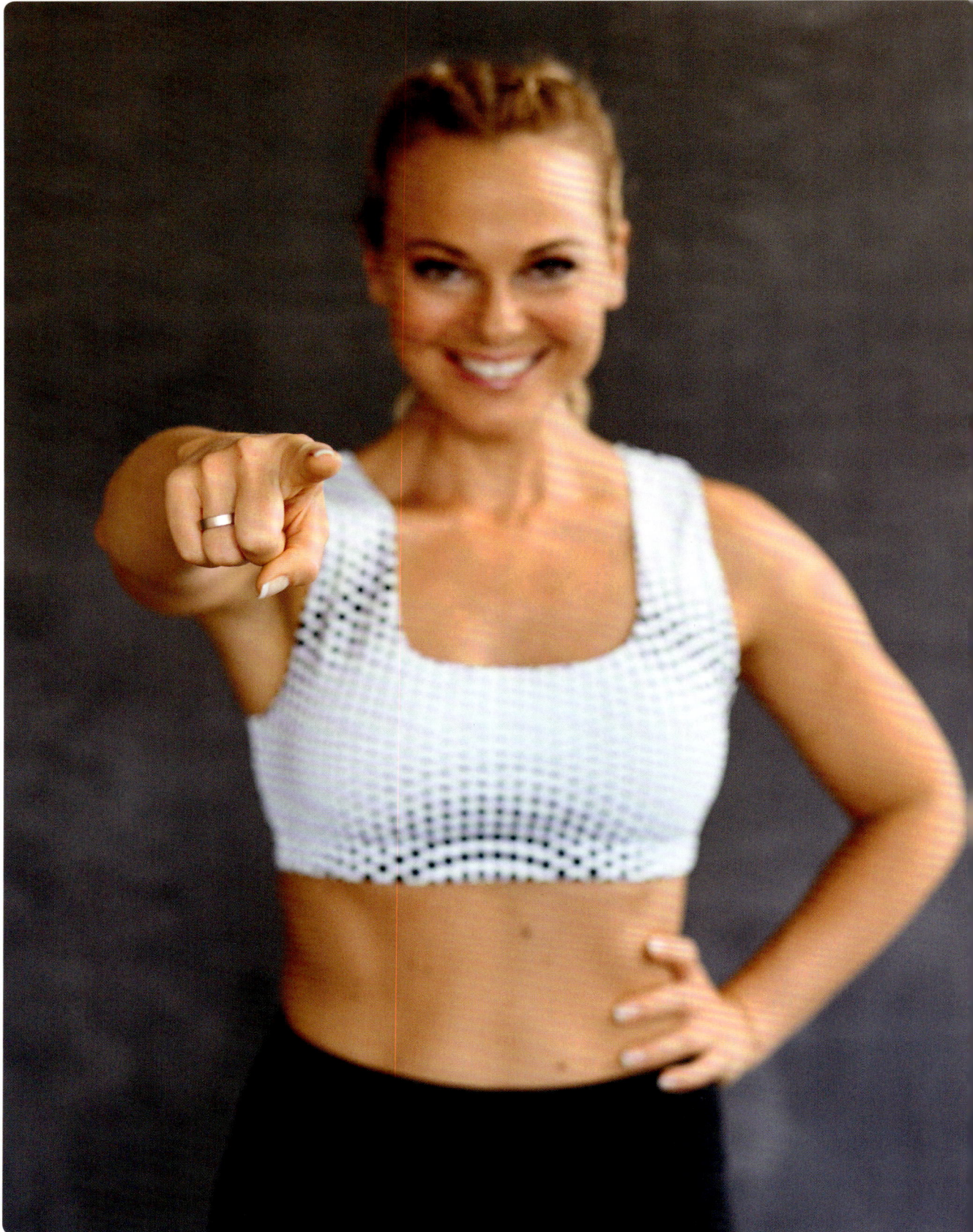

# Deine Workouts

# Ganzkörper–Workout

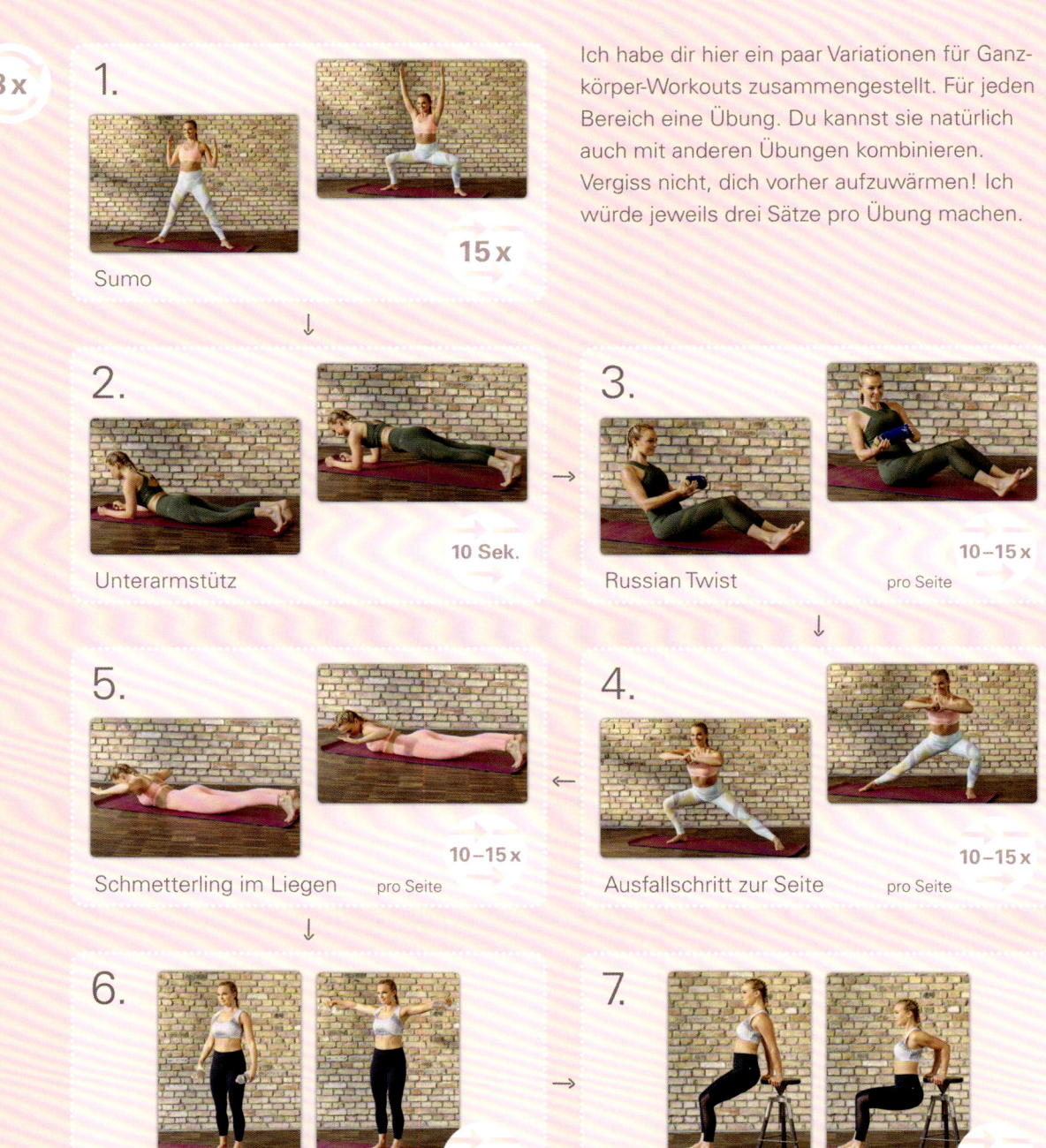

**3 x**

1.

Sumo

15 x

Ich habe dir hier ein paar Variationen für Ganz-
körper-Workouts zusammengestellt. Für jeden
Bereich eine Übung. Du kannst sie natürlich
auch mit anderen Übungen kombinieren.
Vergiss nicht, dich vorher aufzuwärmen! Ich
würde jeweils drei Sätze pro Übung machen.

2.

Unterarmstütz

10 Sek.

3.

Russian Twist

10–15 x
pro Seite

5.

Schmetterling im Liegen     pro Seite

10–15 x

4.

Ausfallschritt zur Seite     pro Seite

10–15 x

6.

Schulterseitheben

10–15 x

7.

Dips am Stuhl

10–15 x

Eine andere Variante ist es, einen Zirkel zu absolvieren. Also eine Übung einmal ausführen und dann die nächste auswählen, bis du alle Körperregionen durchhast. Diesen Zirkel kann man dann auch mehrmals hintereinander durchführen. Abwechslung ist wichtig. So kommt keine Langeweile auf und deine Muskelgruppen werden immer wieder neu überrascht.

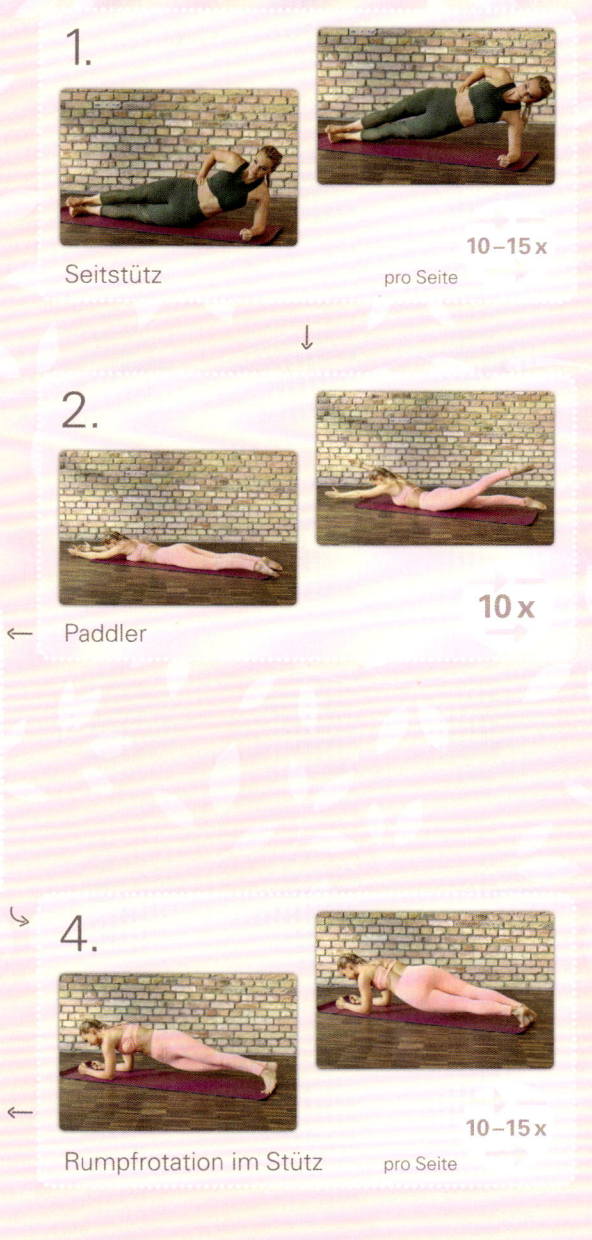

**3 x**

1.

Seitstütz **10–15 x** pro Seite

↓

2.

Paddler **10 x**

←

3.

Kniebeuge **10–15 x**

↳

4.

Rumpfrotation im Stütz **10–15 x** pro Seite

←

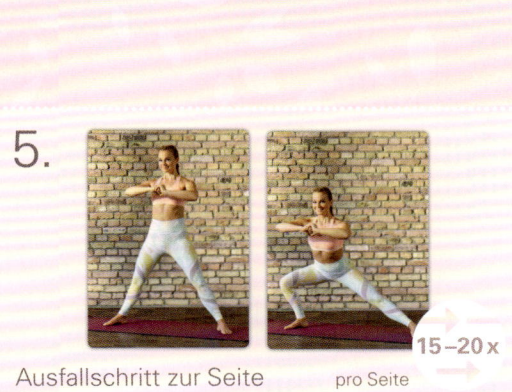

5.

Ausfallschritt zur Seite **15–20 x** pro Seite

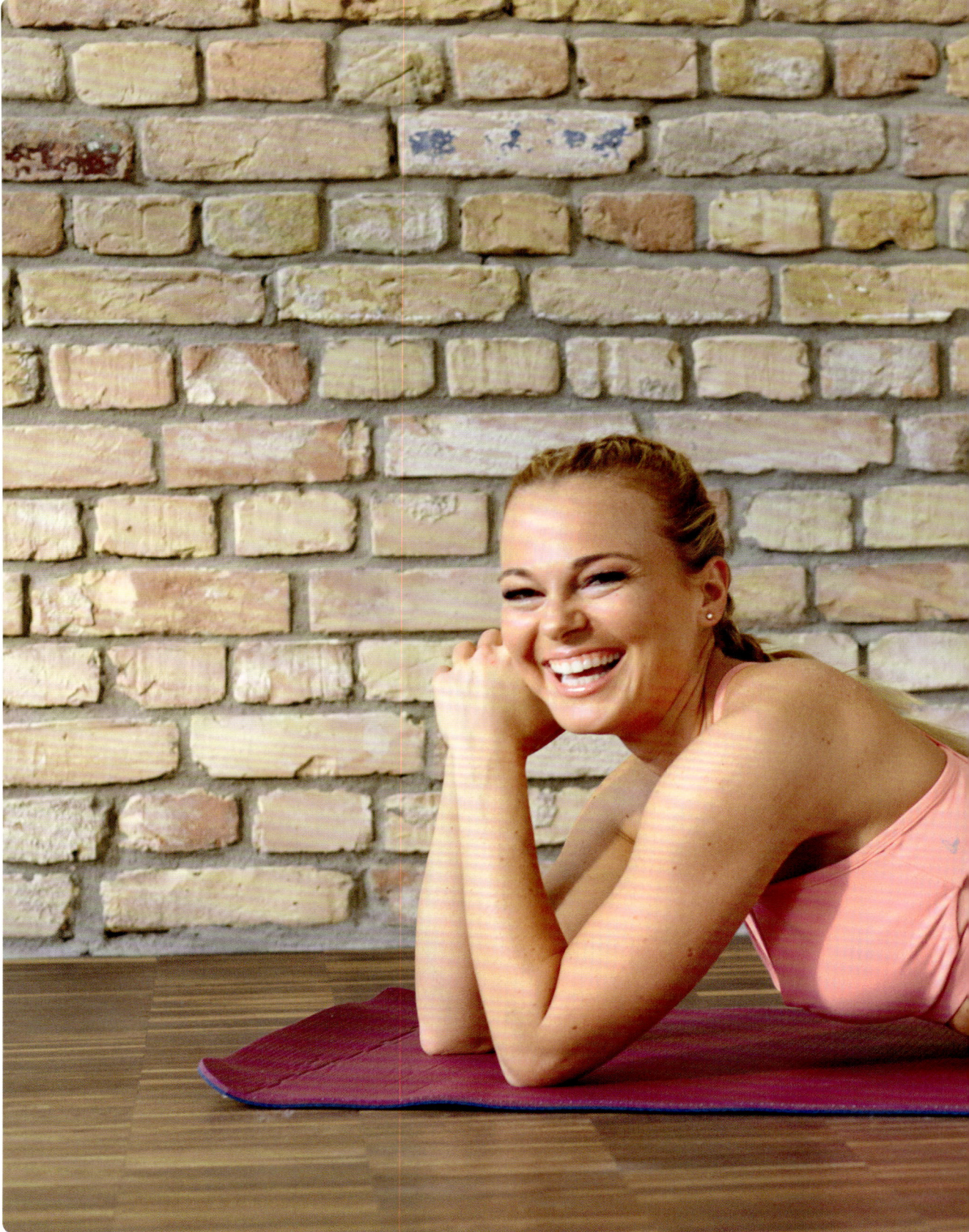

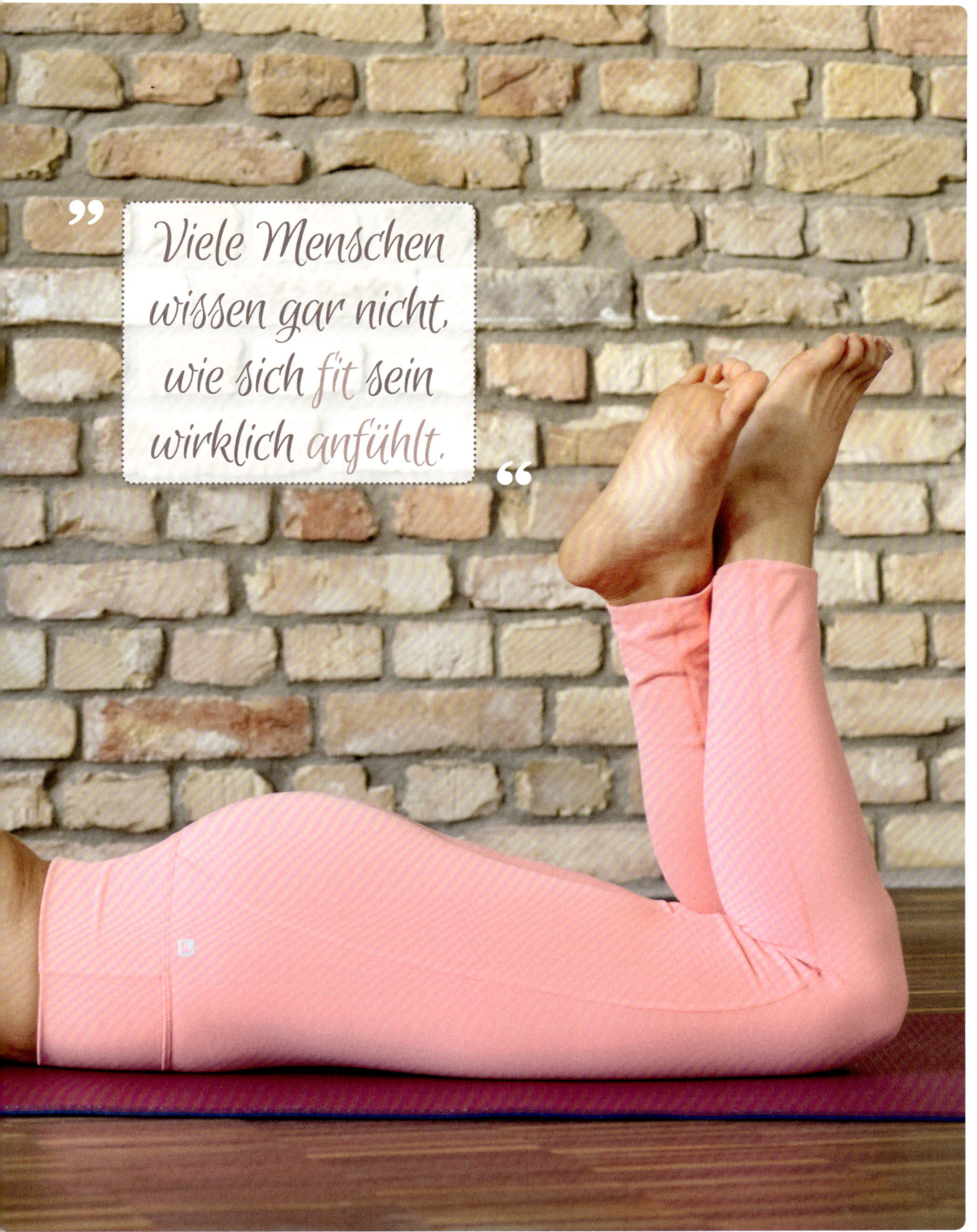

" Viele Menschen wissen gar nicht, wie sich fit sein wirklich anfühlt. "

# Bauch–Beine–Po–Workout

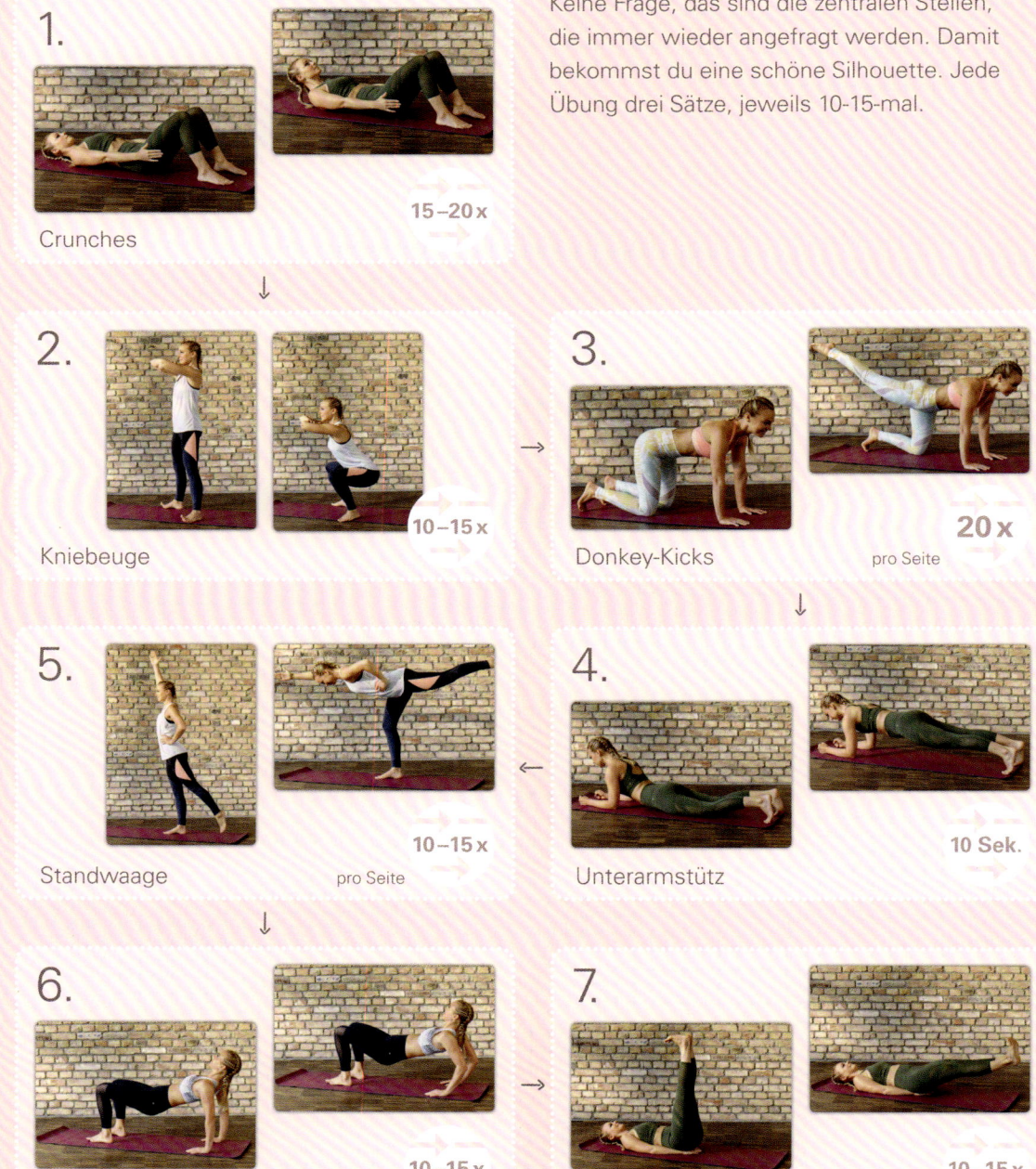

**3 x**

**1.** Crunches — 15–20 x

Keine Frage, das sind die zentralen Stellen, die immer wieder angefragt werden. Damit bekommst du eine schöne Silhouette. Jede Übung drei Sätze, jeweils 10-15-mal.

**2.** Kniebeuge — 10–15 x

**3.** Donkey-Kicks — 20 x pro Seite

**5.** Standwaage — 10–15 x pro Seite

**4.** Unterarmstütz — 10 Sek.

**6.** Trizeps in der Brücke — 10–15 x

**7.** Beinheben — 10–15 x

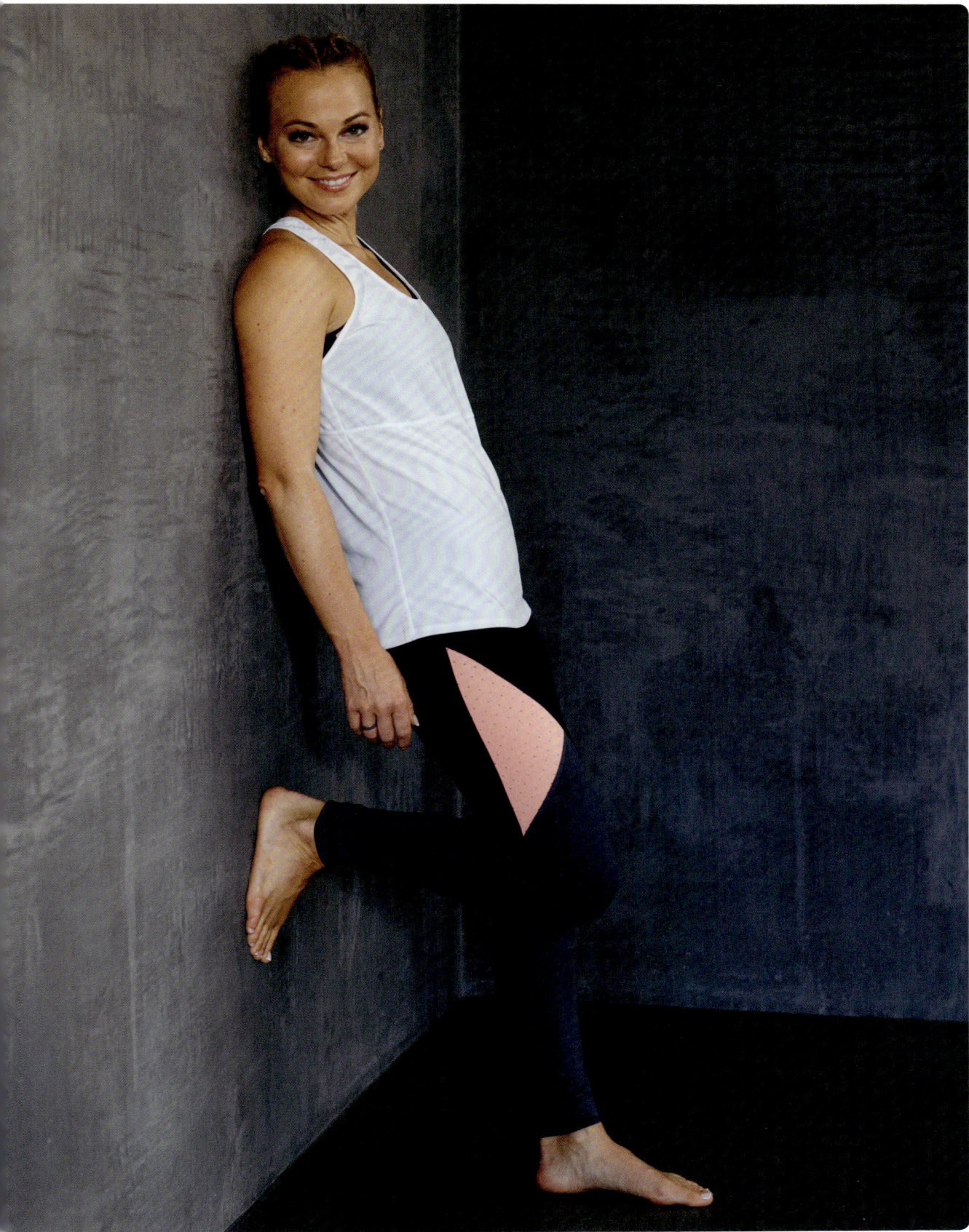

# Oberkörper–Workout

**3 x**

### 1.
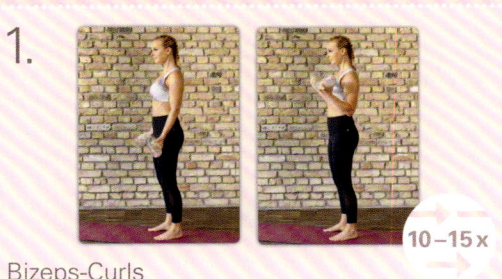
Bizeps-Curls

**10–15 x**

Tschüss Winke-Arme. Mit diesen Übungen haben die nämlich keine Chance. Der gesamte Oberkörper wird gefordert und die Brustmuskulatur gestärkt. Jetzt hast du dich schon daran gewöhnt, also wieder drei Sätze à 10-15-mal.

↓

### 2.
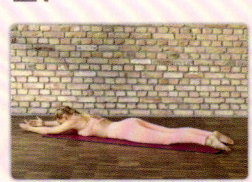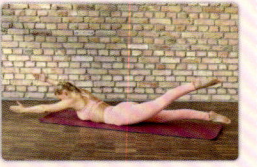
Paddler

→

### 3.
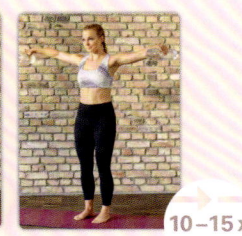
Schulterseitheben

**10–15 x**

↓

### 5.
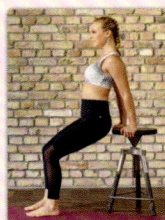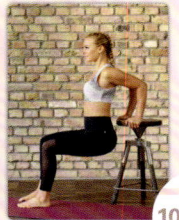
Dips am Stuhl

**10–15 x**

←

### 4.
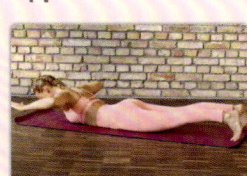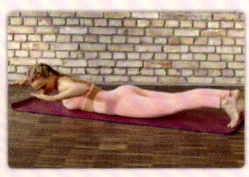
Schmetterling im Liegen

↓

### 6.
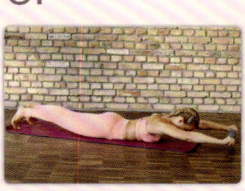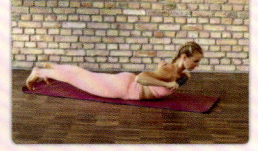
Latziehen im Liegen

**10–15 x**

# 10-Minuten-Express

Du hast wenig Zeit zum Trainieren oder heute so gar keine Lust? Für das gute Gefühl hilft dir mein 10-Minuten-Workout-Quickie. Da ist alles drin und trotzdem dauert es nicht so lange. Achtung, die Zeit zum Aufwärmen solltest du dir trotzdem nehmen. Und nun ab in den Fitness-Express.

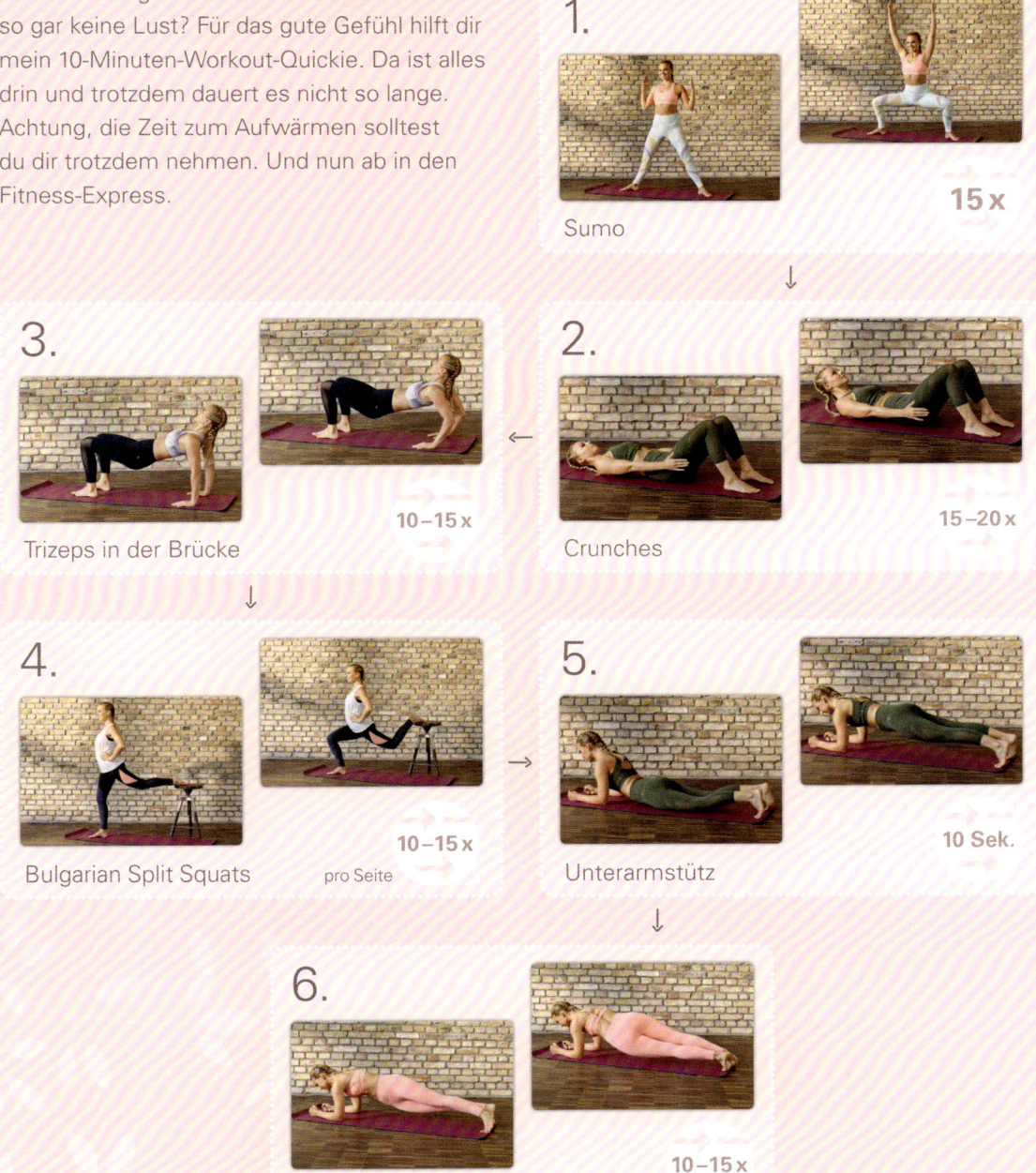

**1.**
Sumo
**15 x**

**2.**
Crunches
**15–20 x**

**3.**
Trizeps in der Brücke
**10–15 x**

**4.**
Bulgarian Split Squats    pro Seite
**10–15 x**

**5.**
Unterarmstütz
**10 Sek.**

**6.**
Rumpfrotation im Stütz    pro Seite
**10–15 x**

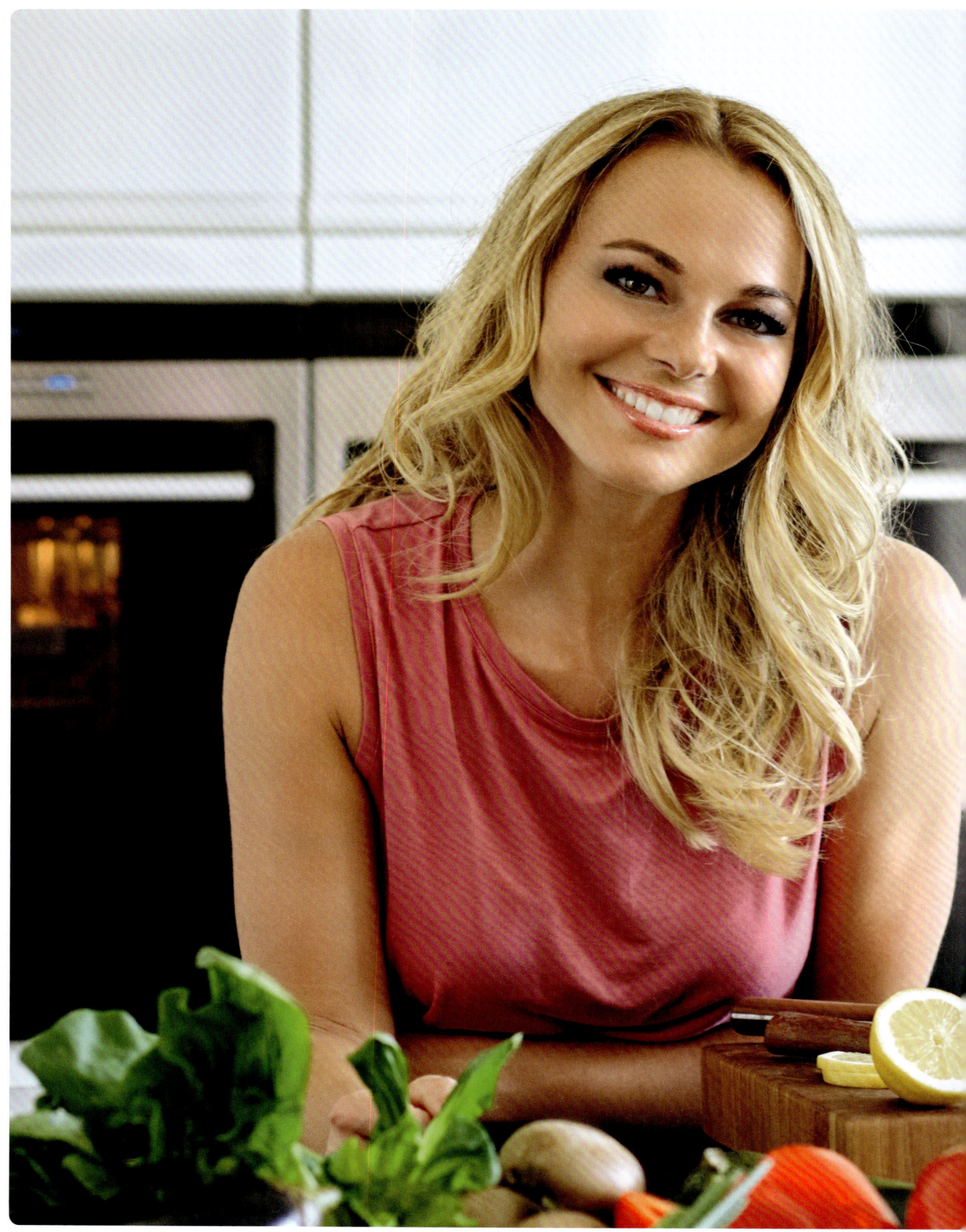

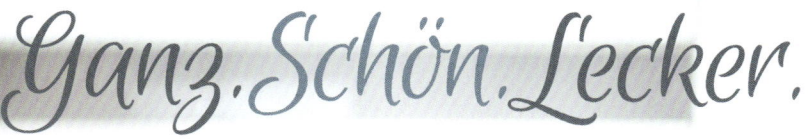

# *Ganz.Schön.Lecker.*

In diesem Kapitel machen wir uns auf eine kulinarische Reise
voller Sinnenfreude. Ich zeige dir, wie du ganz einfach lecker,
frisch und gesund deine Mahlzeiten zubereiten kannst.
Wie du dich an neue Geschmacksrichtungen gewöhnst und
deine Töpfe endlich wieder etwas zu tun bekommen.
Was heißt eigentlich gesund? Hier geht es nicht um Diäten,
Verbote oder Verzicht, sondern um einen Gewinn – für dich und
dein neues Lebensfühl. Hier wird nicht gehungert oder Kalorien
gezählt – das kann ich dir jetzt schon versprechen!

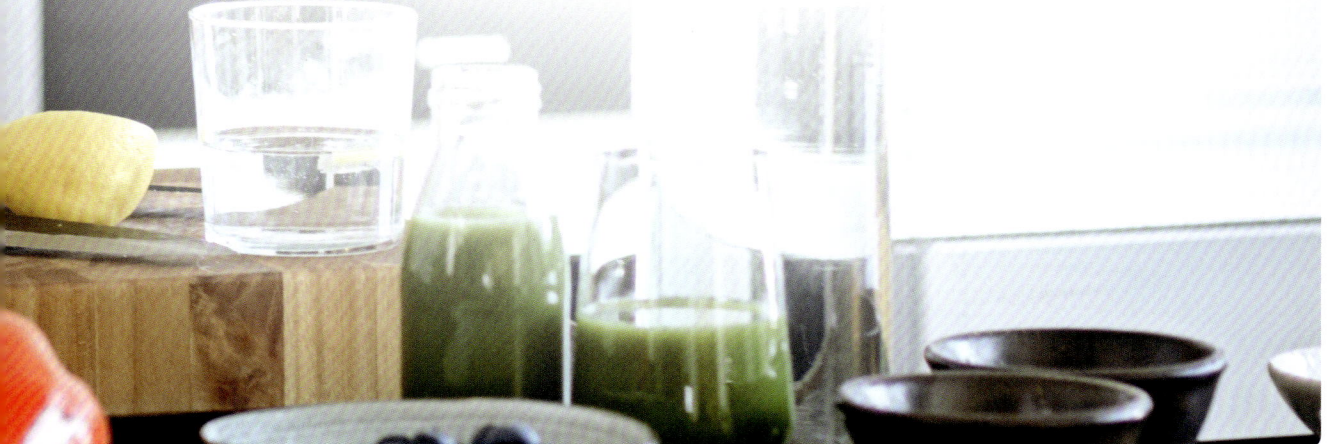

# Reflexionsfragen Ernährung

Nimm dir Zeit und schreib auf, wo du in Sachen Ernährung gerade stehst.

○ Was stand in deiner Kindheit auf dem Tisch?

........................................................................................................

○ Was bedeutet das Thema Essen für dich?

........................................................................................................

○ Kochst du selber frisch? Magst du Obst, Gemüse, vollwertige Lebensmittel?

........................................................................................................

○ Wie planst du deine Mahlzeiten? Wo kaufst du ein?

........................................................................................................

○ Isst du allein oder in Gesellschaft oder vor dem Fernseher?

........................................................................................................

○ Denkst du, dass gesunde Lebensmittel mehr kosten?

........................................................................................................

○ Welche Rolle spielt die Waage? Zählst du Kalorien?

........................................................................................................

○ Hast du schon mal eine oder mehrere Diäten gemacht?

........................................................................................................

○ Was möchtest du gerne verändern?

........................................................................................................

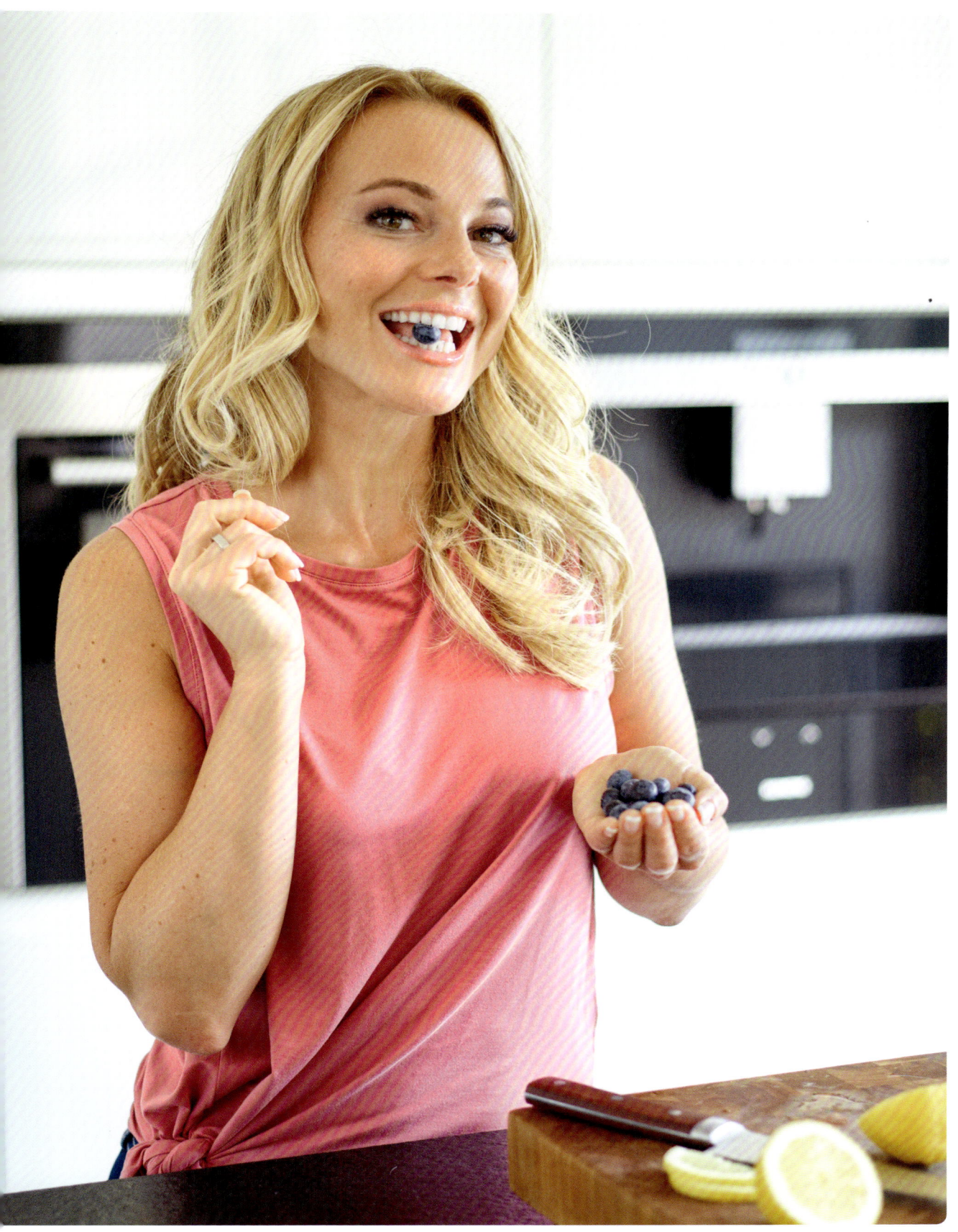

# Richtig gut essen – aus Liebe zu dir

## Ich bin ein echter Genussmensch

Warum liebe ich das Essen und das Kochen eigentlich so sehr? Ich kenne meine Wurzeln für diese Leidenschaft. Sie liegen bei meiner Mama in der Küche. Bei uns zuhause wurde immer frisch gekocht mit Gemüse aus der Region, das meine Mutter auf dem Wochenmarkt eingekauft hat. Bis zu meinem Auszug kannte ich überhaupt keine Fertiggerichte. Schon ganz früh habe ich mit in der Küche gestanden und meiner Mutter beim Schnippeln und Kochen geholfen. Das fand ich wunderbar: mit meiner eigenen Schürze und Kochmütze wie eine kleine Chefin in den Töpfen zu rühren. Backen fand ich großartig. So bin ich aufgewachsen und das hat mich sehr geprägt. Diese „Grundausbildung" ist auch die Wurzel meiner Leidenschaft für leckere und gesunde Lebensmittel. Das wurde später noch einmal vertieft, während meiner Ausbildung im Hotelfach. Auch für mich gab es eine Zeit in der Küche und da habe ich extrem viel gelernt. Ich hatte vorab schon Respekt davor, mit den etwas gefürchteten Küchenchefs zu arbeiten. Aber da habe ich auch gemerkt, wie gut ich mich auf viele verschiedene Charaktere einlassen kann, und die Köche wiederum haben sich gefreut, eine Azubine zu bekommen, die auch Lust auf die Küche hat. Technisch habe ich von den Jungs vom Fach eine Menge mitgenommen. Grundlagen, die mich bis heute begleiten. Wenn ich darüber nachdenke, kann ich mich nicht daran erinnern, dass um die einzelnen Zutaten so ein Bohei gemacht wurde. Wir haben nicht so viel über gesund oder ungesund gesprochen. Es ging eher um lecker und darum, das zu verwenden, was die Saison gerade anbot.

Noch vor ungefähr 25 Jahren waren die Themen Essen und Kochen nicht so groß. Lassen wir das Thema Zusatzstoffe erst mal außen vor. Dazu später. Was ich meine, ist: Wir müssen essen, weil es uns sonst schlecht geht, es muss zubereitet werden, fertig. Viele Frauen waren damals entweder in Teilzeit beschäftigt oder blieben ein paar Jahre bei den Kindern zuhause. Ihre Küchenkenntnisse hatten sie zumeist von den Müttern gelernt. Kochende Männer waren in der Unterzahl oder ambitionierte Hobbyköche. Es gab im Schnitt drei oder vier Mahlzeiten, die wurden mehr oder weniger frisch zubereitet und ein- bis zweimal am Tag gemeinsam eingenommen. Schulen hatten meist keine Kantine, die Zahl der Mittagstische und Imbisse war übersichtlich. Das hat sich mächtig gewandelt. Fast alle Mütter gehen schon nach kurzer Auszeit in den Beruf zurück, etliche davon in Vollzeitbeschäftigung. Die Arbeitsdichte allgemein hat zugenommen. Es wird mehr gependelt, die Schulzeit der Kinder ist ebenfalls mehr geworden und parallel dazu die Anzahl der Fertiggerichte, der Backshops und Imbisse.

Und bitte – nein, ich möchte natürlich nicht die Frauen zurück an den Herd holen. Die Männer haben auch keine Zeit. Ich schreibe das nicht gegen die Berufstätigkeit von Frauen. Ich zeichne nur den Wandel der Gesellschaft nach und wie sich das Essverhalten dadurch mit verändert hat. Fakt ist: Die Zeit zum Kochen und Einkaufen ist dramatisch weniger geworden. Und wenn alle abends müde von ihrem Tagwerk nach Hause kommen, ist nicht die Energie da, um sich Gedanken über die Mahlzeiten zu machen. Schnell muss es gehen.

An der Menge liegt es nicht. Ganz im Gegenteil. Die Auslagen in den Supermärkten biegen sich. Bis abends sind die Regale der Bäckereien voll. Deshalb haben wir unter anderem auch ein großes „Wir schmeißen Lebensmittel in den Müll"-Problem. Elf Millionen Tonnen an noch essbaren Nahrungsmitteln landen in Deutschland jährlich im Müll!

Das Wie hat sich verändert, unter anderem durch die Mediennutzung. Mit steigender Zahl der verfügbaren Bildschirme von Handys, Tablets und Computern ist die Zahl der gemeinsamen Mahlzeiten in den Keller gegangen. Denn nach dem harten Arbeitstag entspannen wir gerne. In vielen Familien mittlerweile jeder allein in seinem Kämmerlein vor seinem eigenen Bildschirm.

Lustigerweise haben wir parallel dazu angefangen, das Essen zu fotografieren und zu posten.

Die Zahl der Kochshows ist gestiegen, die Leidenschaft fürs Kochen auch – irgendwie. Und auch hier wieder parallel dazu die Anzahl an Unverträglichkeiten und daraus resultierende Esstrends. Zu den bekannteren wie vegetarisch oder vegan kamen die Frutarier, die Rohkost-Leute, die Paleo-Bande und noch viele mehr. Das komplette Essen ist eingeteilt und definiert in gesund, schädlich, toxisch, allergisch. Wir sind also in vielen Bereichen ambivalent. Man könnte schier verrückt werden und viele sind auch schon ganz irre, weil sie gar nicht mehr wissen, was sie denn überhaupt noch essen dürfen. Darauf gehe ich noch mal im Kapitel „Intuitiv essen" ab Seite 112 ein.

Mein erster Rat: Lass dich nicht verrückt machen. Versuche doch auch hier einfach einen Neustart. Nimm dein Ess-, Koch- und Einkaufsverhalten unter die Lupe und versuche, an einigen Stellen etwas zu verändern. Das geht sicherlich nicht von heute auf morgen. Aber anzufangen ist schon der wichtigste Schritt. Viel Wissen und leckere Rezepte findest du auf den folgenden Seiten.

# Wasser Marsch!

Ich gebe dir jetzt den besten, leichtesten und günstigsten Tipp
für deine Gesundheit ever

Ich verspreche dir, dass du dich nicht dafür anstrengen musst und auch nicht extra losfahren, um es einzukaufen: Trink Wasser! Und zwar reichlich!

Ich höre den Aufschrei mancher Leserinnen bis hierher. „Das mag ich nicht! Warum denn Wasser?" Das höre ich immer wieder als Argument. Ich kann das sogar ein bisschen verstehen. Aber lass uns mal die Fakten sammeln. Wasser ist in allen Haushalten zu bekommen. Es läuft einfach aus dem Hahn. Es gibt nur sehr wenige Landstriche in Deutschland, in denen das Wasser nicht so toll schmeckt oder zu kalkhaltig ist. Es ist eines der am besten kontrollierten Lebensmittel im Lande. Es ist natürlichen Ursprungs. Wir bestehen zu großen Teilen aus Wasser, deshalb wird es vom Körper optimal vertragen. Es hat keine Kalorien. Es ist einfach da. Wem es zu lasch ist, der kann es mit Sprudel, Zitrone, Minze anreichern. Und mit Sprudel meine ich nicht Limonade, sondern Blubber, also Kohlensäure.

So, was trinken die Damen und Herren denn sonst so? Säfte, Limonaden, Softdrinks, Energy-drinks, Eistee, Kaffee, Tee, Milch fallen mir da als Alternativen ein. Gegen mal ein Glas Saft, zwei Tassen Kaffee oder Tee ist überhaupt nichts einzuwenden. Auch eine Schorle für den Geschmack ist in Ordnung. Smoothies, hey, die liebe ich ja auch sehr. Aber ein Smoothie ist für mich eher eine Mahlzeit als ein Getränk.

Reden wir von Durstlöschern. Zwei bis drei Liter Flüssigkeit sollte ein Erwachsener täglich trinken. Bei hoher körperlicher Belastung sogar mehr. Viele Menschen trinken aber zu wenig. Meist erst, wenn sie Durst haben. Aber wenn der Körper dieses Signal sendet, ist es eigentlich schon ein bisschen spät. Im Alter verliert sich übrigens diese Warnmeldung für den Durst, deswegen geraten gerade Senioren oft in die Gefahr der Austrocknung.

Zurück zu den Durstlöschern. Fast alle oben aufgezählten Wasseralternativen sind unglaubliche Zucker- und Kalorienbomben. Sie peitschen den Blutzuckerspiegel hoch und machen sogar noch mehr Hunger. 40 Würfel Zucker in einer Literflasche Cola! Es sind auch bei den anderen Limos nicht weniger. Tückisch sind außerdem

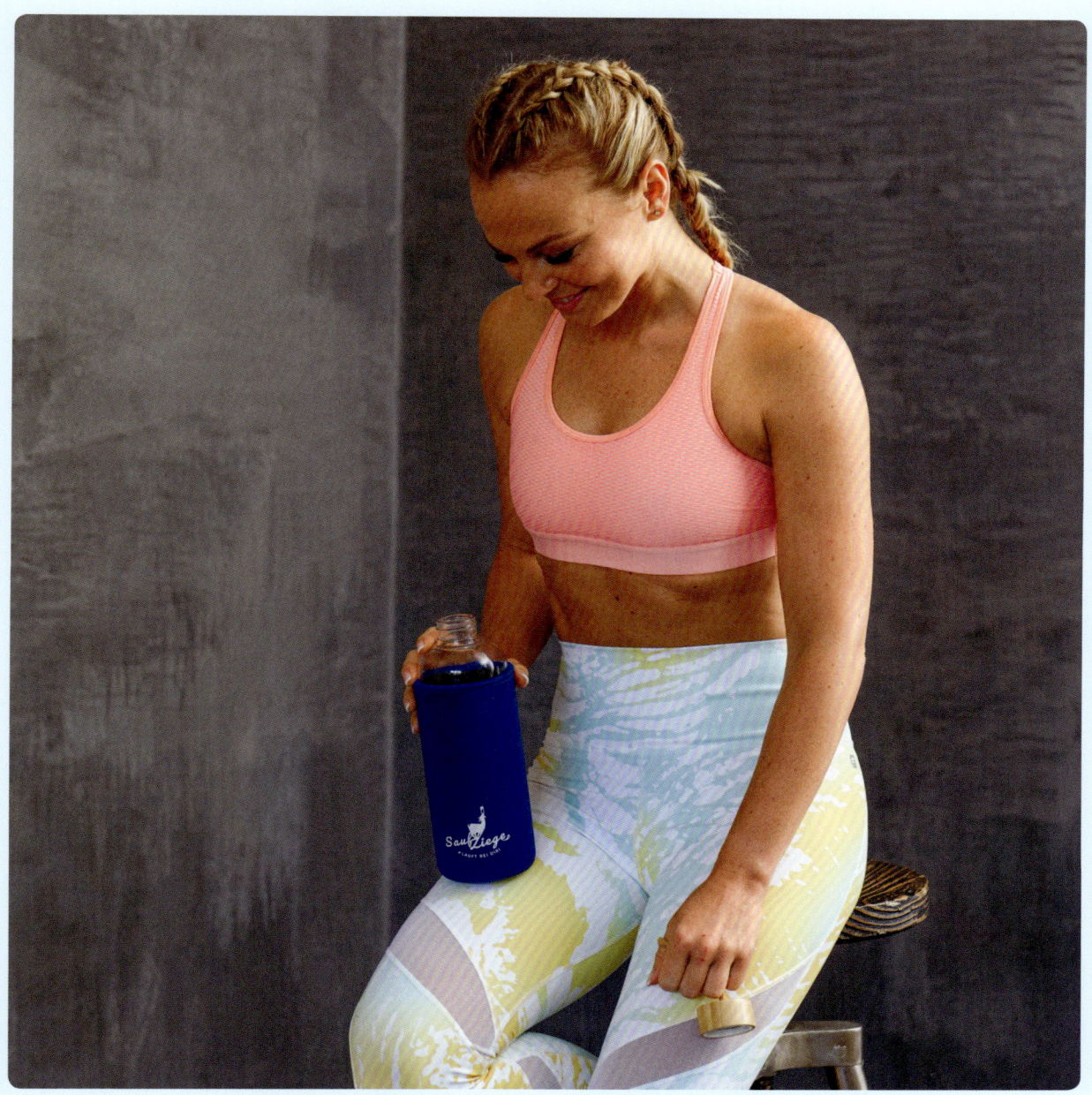

die feinen Kaffeespezialitäten mit Sahne und süßen Saucen. Da kommen wir schnell mal auf 600 bis 800 Kalorien pro Riesenbecher. Ich bin ja sonst nicht so ein Fan des Kalorienzählens, aber hier hat es Sinn, um sich die Mengen zu vergegenwärtigen. Das Gegenmittel dazu lautet einfach Wasser. Wenn ich morgens aufstehe, trinke ich erst einmal ein riesiges Glas Wasser. Und das wirst du auch schon mitbekommen haben: Meine Saufziege, die praktische Glasflasche, habe ich immer dabei. Es ist eine Sache der Gewohnheit. Fang einfach mal an!

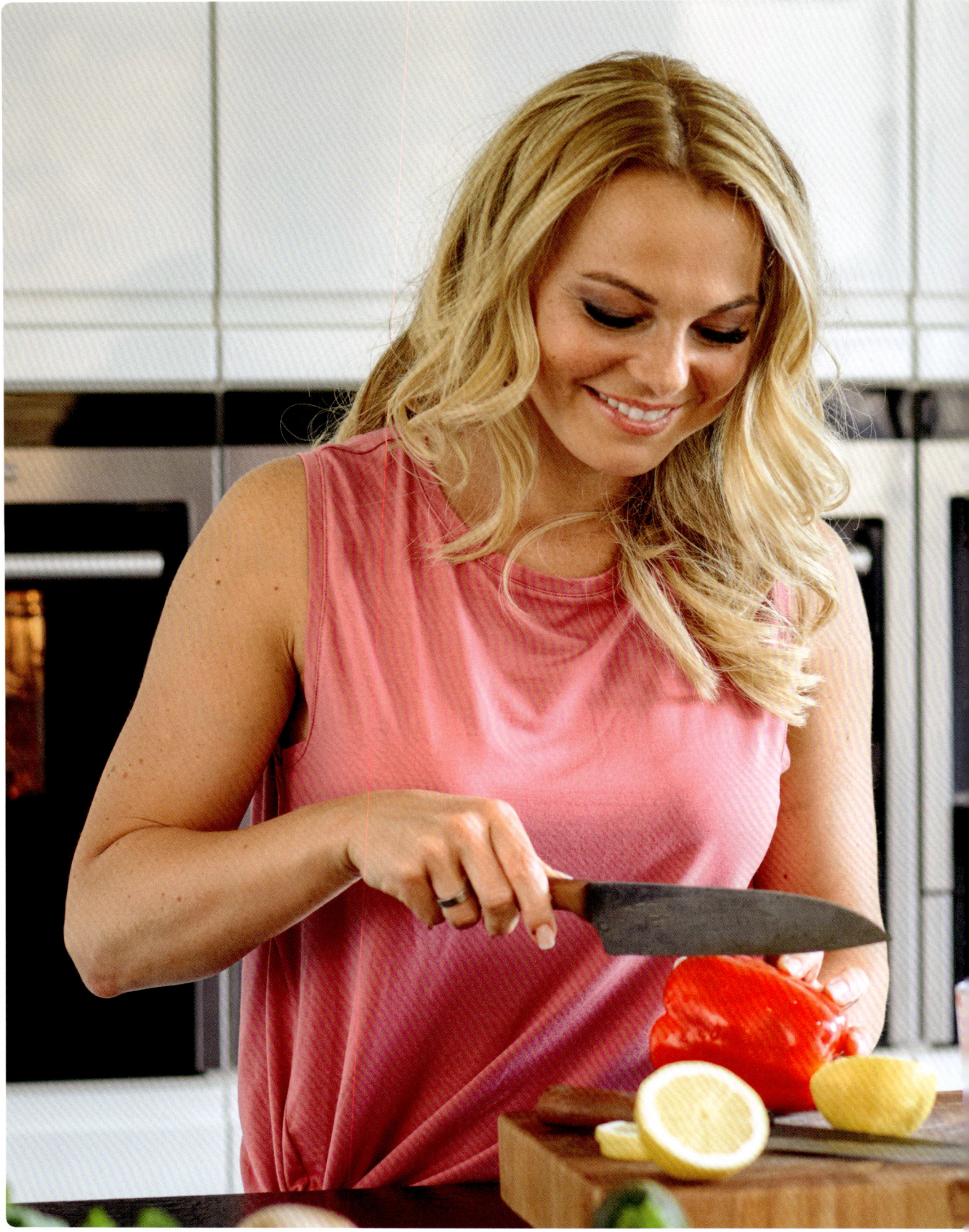

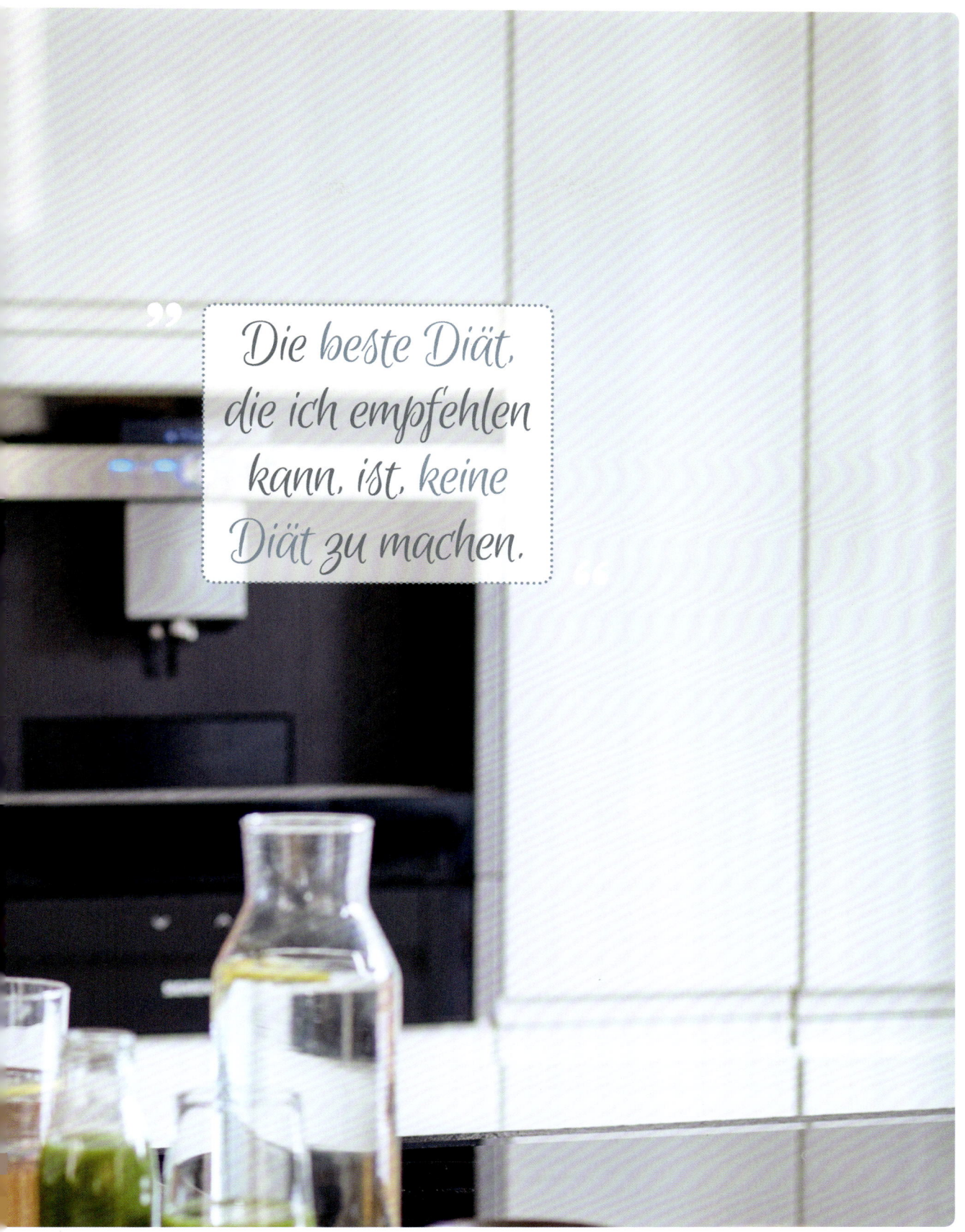

„Die beste Diät,
die ich empfehlen
kann, ist, keine
Diät zu machen.

# Die beste Diät ist keine Diät!

## Ich bin eine Fressraupe!

Ja, so nenne ich mich. Für eine nicht so riesige Frau kann ich unglaubliche Mengen Essen verdrücken. Ich bin ein Genussmensch. Warum kann ich so viel essen und bin trotzdem nicht übergewichtig? Da kommen drei Faktoren zusammen: Ich genieße ohne schlechtes Gewissen und alles in Maßen. Genetisch ist meine Schwester beispielsweise besser dran, da ich wohl eher nach meinem Vater komme, denn meine Schwester und meine Mutter können im Grunde alles essen und nehmen nicht zu. Sie machen auch keinen Sport – allerdings sind beide bezaubernde Mamas und das geht ja mit sehr viel Bewegung einher. Trotzdem ist diese „Alltagsbewegung" kein Sport. Zweitens: Ich bewege mich als Sportlerin so viel, dass der Verbrauch immer über der Zufuhr liegt. Und drittens ernähre ich mich mit sehr wertvollen Lebensmitteln. Wertvoll nicht im Sinne von teuer, sondern in Bezug auf das richtige Maß an ausgewogenen Nähr- und Vitalstoffen. Ich meide leere Kalorien, also Füllstoffe, die keinen Nährwert haben, aber dafür reichlich schlechte Dinge.

Wie ist das bei dir? Unzählige Frauen können regelrechte Diätbiografien vorweisen. Sie haben nicht eine, sondern über viele Jahre mehrere Diäten hinter sich. Immer größer wird die Liste an „verbotenen" Lebensmitteln. Immer weniger dafür das Gefühl, was ihnen und ihrem Körper wirklich gut bekommt. Leider lerne ich auch immer jüngere Frauen mit schlimmen Essstörungen kennen.

Schauen wir uns mal an, was überhaupt bei einer Diät im Körper passiert: Die Nahrungsmenge wird reduziert. Der Körper registriert diese Reduzierung, scheidet zunächst Wasser aus. Das macht auch den schnellen Anfangserfolg aus. Nach ein paar Tagen stellt der Körper sich auf die verringerte Zufuhr um. Mit schwindenden Kilos verringert sich aber der Kalorienbedarf. Anstatt 2500 kcal verbrauchst du dann eventuell nur noch 2100 kcal am Tag. Als grobe Faustregel kann man annehmen, dass ein Kilogramm Körpergewicht 30 bis 33 kcal pro Tag verbraucht. Das Projekt Diät ist aber meist auf eine bestimmte Zeitspanne gerechnet. Wenn die endet, weil du fünf oder zehn Kilo abgenommen hast, und du dann wieder isst wie vor der Diät, kannst du dir ausrechnen, was passiert. Eigentlich braucht der Körper jetzt weniger Energie, stattdessen bekommt er mehr. Daher nehmen viele nach einer Diät wieder zu. Jo-Jo lässt grüßen.

Neben diesen Faktoren ist eine Diät auch nervenaufreibend und macht Stress. Ich finde aber, dass Essen kein Stress sein sollte, sondern das, was es von seinem Ursprung her ist: Die Nahrungsaufnahme dient uns als Treibstoff für den Körper, dabei darf es auch genussvoll sein. Als soziale Komponente ist es schön, wenn wir im Kreis von Familie oder Freunden kochen und essen. Wenn du dem Besitzer eines wertvollen Autos sagen würdest, tanke mal dreckiges Wasser, würde er dich für verrückt erklären. Nein, teure Autos bekommen nur den besten Treibstoff. Warum ist diese Überlegung eigentlich so schwer auf unseren Körper zu übertragen? Warum wird so viel Müll gegessen? Warum stopfen wir uns gedankenlos voll mit Bullshit, obwohl wir nur diesen einen wertvollen Körper haben, der uns durchs Leben trägt? Warum kaufen wir teure Klamotten, aber billiges, schlechtes Essen? An welcher Stelle haben wir uns angewöhnt, ein Stück Kuchen zu sehen und an „zu viele Kalorien" zu denken? Warum setzen wir auf stark verarbeiteten Fertigquatsch, wenn wir umgeben sind von Gemüsefeldern? Ich könnte diese Liste noch ewig fortführen. Aber ich glaube, du verstehst, was ich meine.

Vergiss Diäten, bitte! Streiche einmal alles, was du erlernt hast. Stell deinen Kopf auf Neustart – auch in puncto Lebensmittel. Trau dich an neue Gerichte und Zutaten heran. Iss Nahrung, die den Namen Lebensmittel auch verdient, möglichst unbehandelt und frisch. Koche selbst, dann weißt du auch, was drin ist. Es gibt zwei Dinge, die du tun solltest, wenn du weniger wiegen möchtest: Erhöhe deinen Verbrauch durch den passenden Sport und stell deine Ernährung um. Wer mehr verbrennt, als er zu sich nimmt, wird weniger wiegen. Punkt. Dann brauchst du keine Diät mehr.

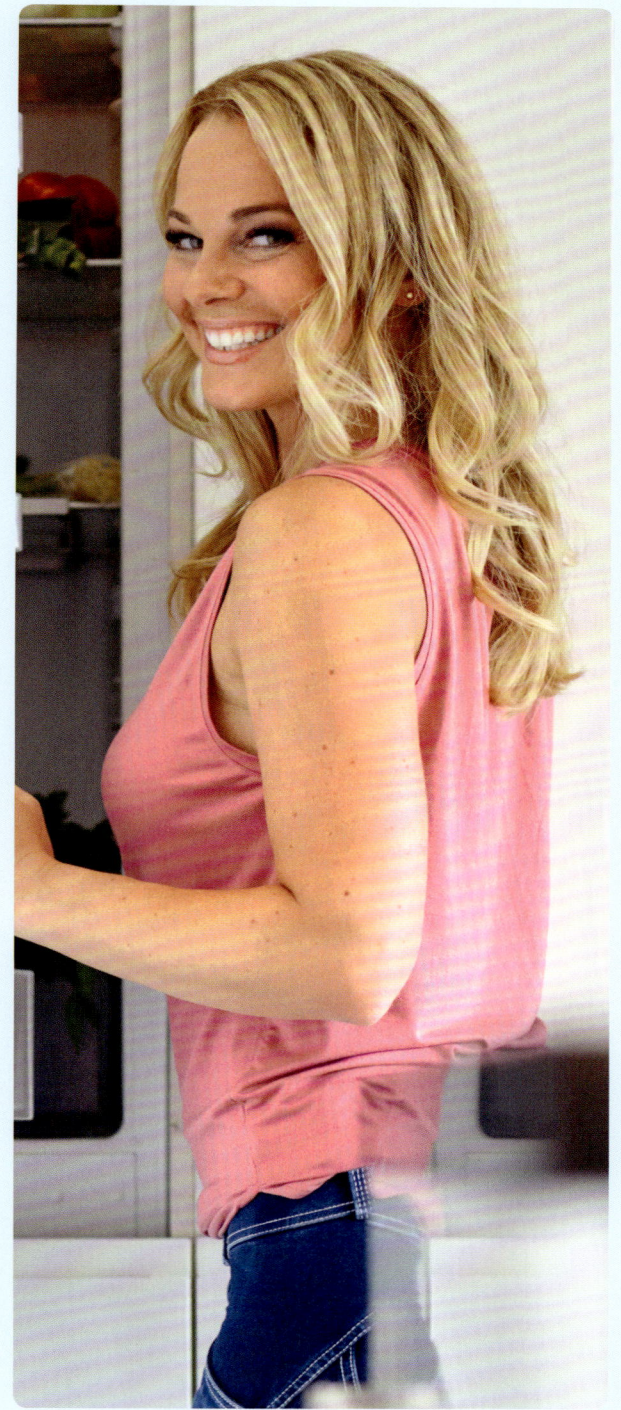

# Mehr Bauchgefühl – intuitiv essen

## Bauchgefühl – das ist wirklich mal ein tolles Wort

Aber wenn überhaupt, benutzen wir es oft in einem anderen Kontext. Dabei passt es wunderbar zum Thema Essen. Die erste Frage an dich lautet aber: Hörst du eigentlich auf deinen Bauch? Ich habe auf den letzten Seiten schon viel darüber geschrieben, wie das veränderte Verhalten unseren Instinkt für das Essen zurückgedrängt hat. Das möchte ich noch mal vertiefen und das Thema Intuition aufgreifen.

Ich brauche gar nicht so tief in die Ernährungstheorie einzusteigen. Ich zeige dir das lieber an praktischen Beispielen. Du kennst sicherlich diese üppig gefüllten Auslagen der unzähligen Backshops. An jeder Ecke lauert diese scheinbar appetitlich angerichtete Auswahl. Sorry, aber da liegt auch ein großes Angebot an Bullshit. Essen, das den Namen Lebensmittel nicht verdient, denn Leben ist da nicht drin. Stattdessen in großer Zahl Fett, Zucker, helles Mehl, schlechte Transfette. Das Alibi-Salatblatt macht es auch nicht besser. Unterm Strich sind das einfach viele leere Kalorien mit null Nährwert. Die machen nicht einmal lange satt, stattdessen hat man nach kurzer Zeit Lust auf einen weiteren Snack.

Ähnlich ist der Effekt beim abendlichen Snack auf der Couch: Hat man die Chipstüte in der Hand und nimmt sich vor, nur ein paar Chips zu essen, wird das garantiert scheitern. Solange die Chips, Erdnüsse oder was auch immer vor dir stehen, wirst du sie essen. Viele kennen auch den Effekt im Winter, wenn es bitterkalt ist, unbedingt etwas Fettiges, Würziges essen zu müssen. Fett ist ein Geschmacksträger und all diese vermeintlichen Leckereien sind mit Inhaltsstoffen ausgestattet, die dein Belohnungszentrum, deine Sucht füttern.

Das ist nicht dein Bauchgefühl! Und es ist auch kein echter Hunger. Den kennen wir nämlich kaum noch, weil ja immer und ständig etwas zur Verfügung steht. Zusätzlich kirre machen uns alle möglichen Essensregeln, die von außen an uns herangetragen werden. „Frühstück ist die wichtigste Mahlzeit. Iss nicht nach 18 Uhr, iss viele kleine Portionen über den Tag verteilt. Mische nicht das mit dem und bloß nicht das eine mit dem anderen." Viele dieser Regeln treffen aber nicht auf alle zu. Tatsächlich sammeln wir alles mögliche Halbwissen. Wer soll sich da noch auskennen?

Wir machen es wie an anderen Stellen in meinem Buch empfohlen: Reset – Neustart. Vergiss einfach alles und fang auch in deiner Küche noch mal ganz neu an. Streiche alle Bewertungen aus dem Kopf und trainiere deine Sinne wieder Richtung frischer Lebensmittel.

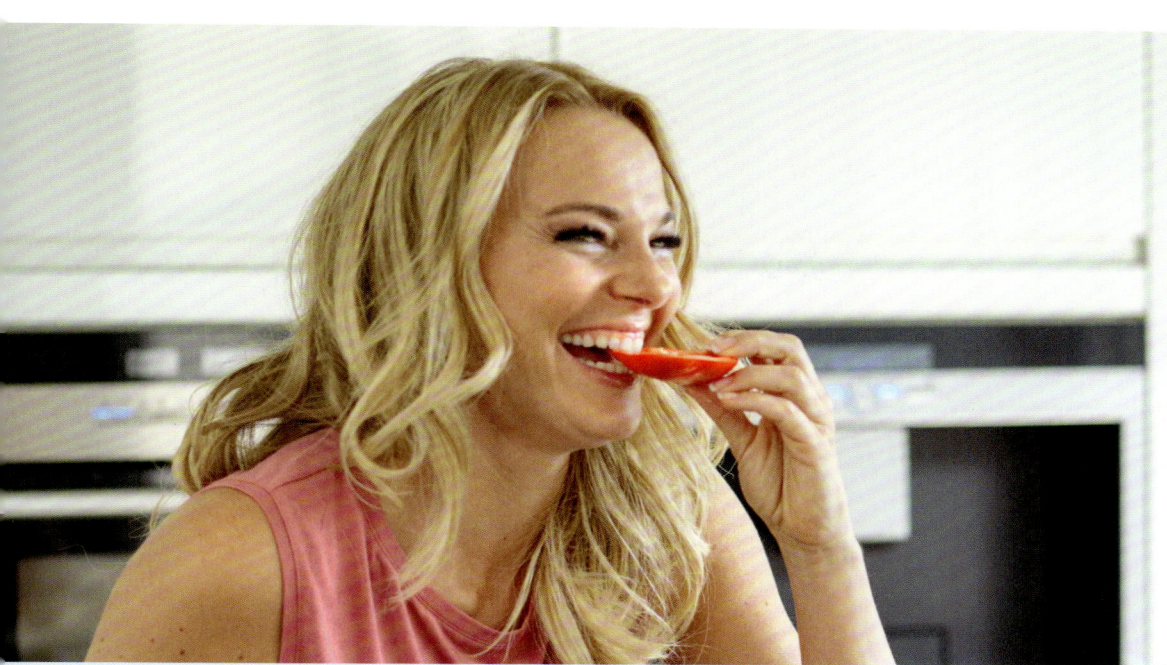

Schnuppere an Obst und Gemüse, probiere dich an neuen Rezepten. Gehe auf den Markt und schaue, was die Jahreszeit gerade hergibt.

Erspüre den Begriff Hunger. Lerne, ihn von bloßem Appetit zu unterscheiden. Horche in deinen Bauch hinein, der dir ganz genau sagt, welche Lebensmittel du gut verträgst, welche dir schwer im Magen liegen. Auch die Essenszeiten dürfen in den Blick genommen werden. Ich sprach schon von deinem Biorhythmus. Wenn du als Eule spät ins Bett gehst, aber um 18 Uhr die letzte Mahlzeit verdrückt hast, was wird passieren? Ein nächtlicher Gang zum Kühlschrank oder zur Snackabteilung. Wenn du morgens nichts runterbekommst, dann trink Wasser und iss später.

Das Stichwort heißt Intuition. Für Familien wird das etwas schwieriger, ist aber auch machbar. Verstehe mich nicht falsch. Jetzt sollen nicht alle Familienmitglieder einzeln zum Kühlschrank rennen. Das wäre ja auch kontraproduktiv im Hinblick auf die soziale Komponente von gemeinsamen Mahlzeiten.

Für Kinder ist es nämlich immens wichtig, nicht immer allein am Tisch zu sitzen. Aber auch für sie ist es gut, nicht mit diesen kruden Essensregeln aufzuwachsen.

Frisch, saisonal, regional und in meinem Fall sogar vegan. Dafür habe ich mich entschieden, als ich merkte, dass es mir damit einfach besser geht. Durch den Verzicht auf tierische Zutaten wie Kuhmilch und Käse wurden meine Haut und mein Allgemeinbefinden besser. Ich fühle mich kraftvoller und frischer. Aber es geht hier gar nicht darum, dass du dich auch unbedingt vegan ernährst. Zunächst einmal würde ich mich freuen, wenn du überhaupt ein Bewusstsein dafür entwickelst, dein Ernährungswissen erweiterst und wieder ein Gefühl dafür bekommst, was dir guttut.

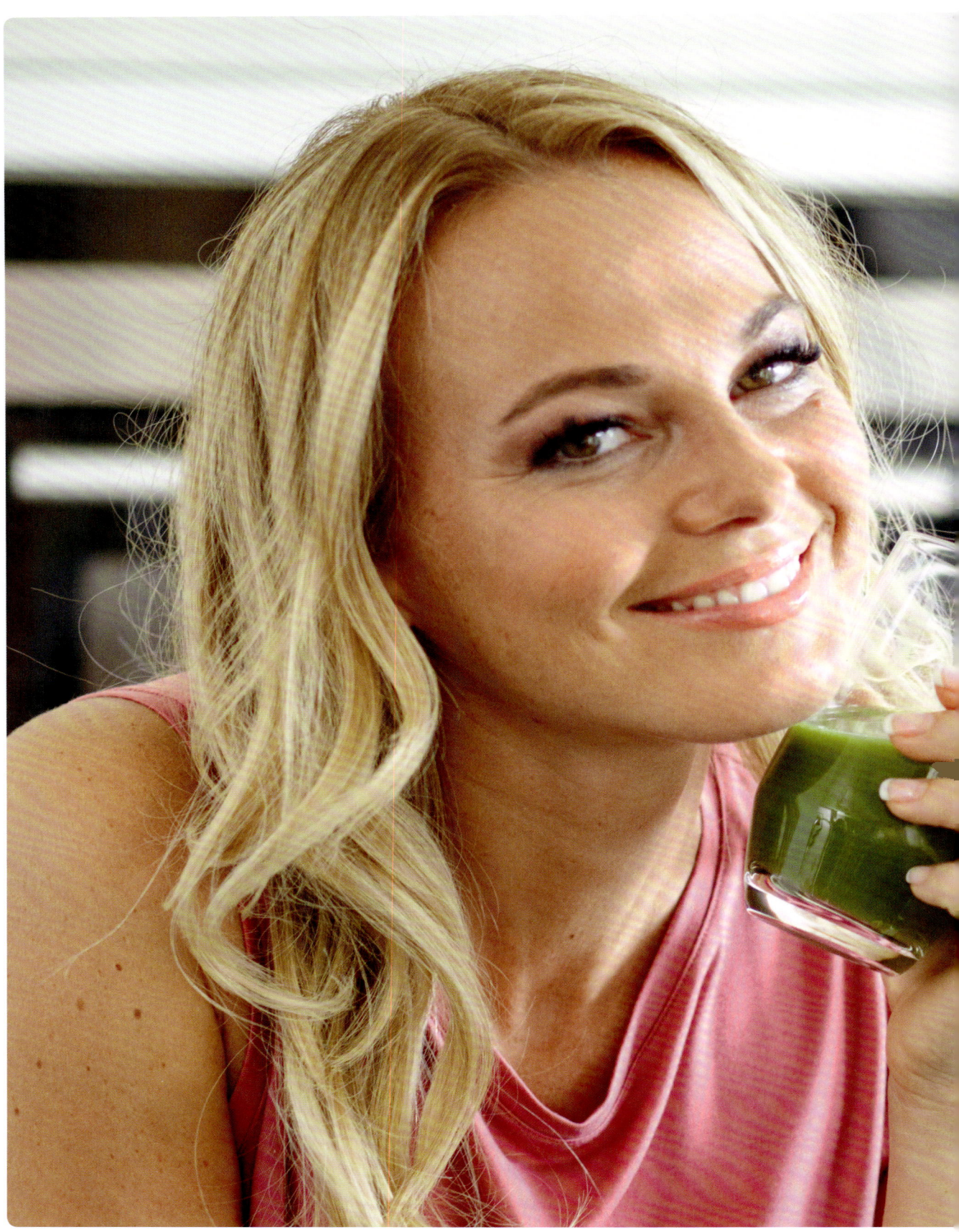

„Es heißt nicht umsonst Lebensmittel! Da ist das Wort Leben drin.“

# Frühstückspizza

## FÜR DEN PIZZABODEN

100 g Haferflocken (glutenfrei)
1 Banane
1 EL Leinsamen
1 EL Wasser

## FÜR DIE SCHOKOSAUCE

30 g veganes Proteinpulver Schokolade
1 TL Flohsamenschalen
1 TL Carobpulver
ca. 50 ml pflanzliche Milch oder Wasser

## FÜR DEN PIZZABELAG

1 Handvoll Früchte (z. B. Apfelspalten, Himbeeren, Heidelbeeren, Maulbeeren, Gojibeeren ...)
Kokosflocken, gehackte Nüsse, Zimt (nach Belieben)

Pizza – und auch noch zum Frühstück? Bei dieser leckeren Variante brauchst du dir keinen Kopf zu machen. Wer es morgens süß mag, hat mit dieser Pizza einen tollen Start in den Tag. Dafür sorgen die Früchte in Kombination mit der Schokoladensauce. Und so geht es:

1. Zuerst den Backofen auf 180 °C Umluft (200 °C Ober-/Unterhitze) vorheizen. Für den Pizzaboden die trockenen Zutaten mit dem Wasser zu einem dickflüssigen Teig anrühren und dann in kleine gefettete Tarteletteförmchen füllen. Die Menge müsste für vier Förmchen ausreichen.

2. Für die Sauce das Proteinpulver, die Flohsamenschalen und das Carobpulver mit pflanzlicher Milch oder Wasser verrühren. Die Menge der Flüssigkeit hängt von der Konsistenz des Proteinpulvers ab und kann daher etwas variieren. 2/3 der Sauce auf den Pizzaböden verteilen.

3. Dann können die Böden mit Früchten deiner Wahl belegt werden. Anschließend Schokosauce über den Belag träufeln. Wer mag, streut darüber noch ein paar Kokosflocken oder gehackte Nüsse und eine Prise Zimt.

4. Nun landen die Pizzen für 8 bis 10 Minuten im Backofen. Sie schmecken warm oder kalt.

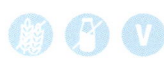

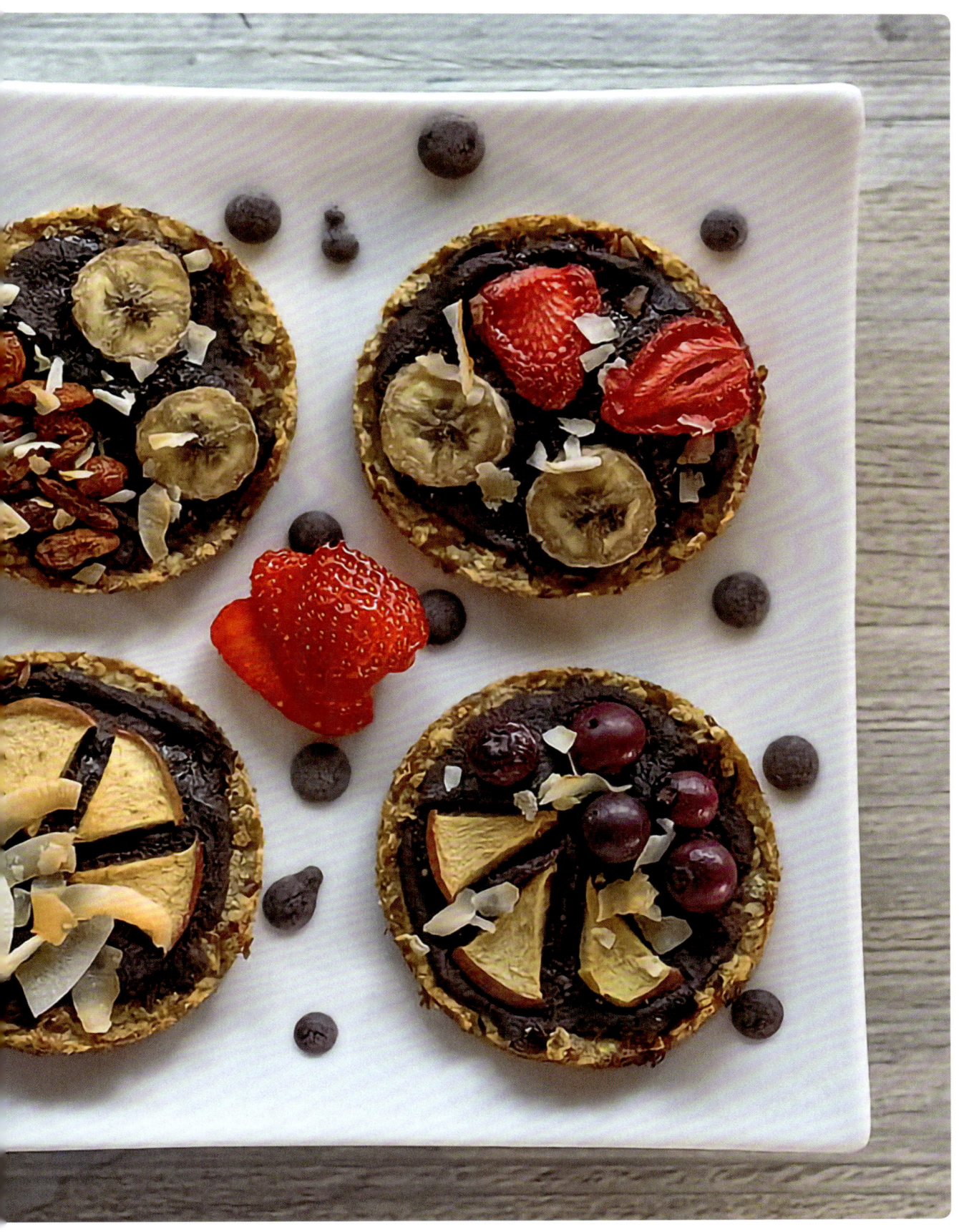

# Frühstückskuchen

## REICHT FÜR 4–6 | ZUBEREITUNG: 1 STD.

1 Zucchini (300–500 g)
30 g Haferflocken
20–30 g Proteinpulver
15 g Kakaopulver

2 EL Flohsamenschalen
100 g Beeren
½ Apfel
ca. 100 ml Wasser

Der ganze Kuchen hat nur etwa 380 kcal. Ich esse ihn ganz alleine und bin danach pappsatt. Ich bereite ihn besonders gerne abends vor, wenn ich am kommenden Tag unterwegs bin.

1. Den Backofen auf 180 °C Umluft vorheizen.
2. Die Zucchini raspeln und alle weiteren Zutaten außer dem Apfel und dem Wasser miteinander verrühren. Dann vorsichtig das Wasser beimischen. Durch die Größe der Zucchini und die Konsistenz des Proteinpulvers kann die Menge variieren. Es darf nicht zu flüssig werden.
3. Die Kuchenmasse in eine kleine mit Backpapier ausgelegte Kastenform geben.
4. Apfel in dünne Spalten schneiden und in den Teig drücken. Etwa 40 Minuten backen.
5. Am besten über Nacht im Kühlschrank auskühlen lassen. Auch nach dem Backen ist der Kuchen noch recht flüssig, durch das Kühlen wird er langsam fester.

 Die einzigen Bindemittel sind die Flohsamenschalen, die Haferflocken und das Proteinpulver, daher ist die Konsistenz nicht wie bei einem Kuchen, sondern eher wie bei einem sehr festen Pudding.

Glutenfrei, wenn man glutenfreies Mehl nimmt. Ich verwende Reismehl.

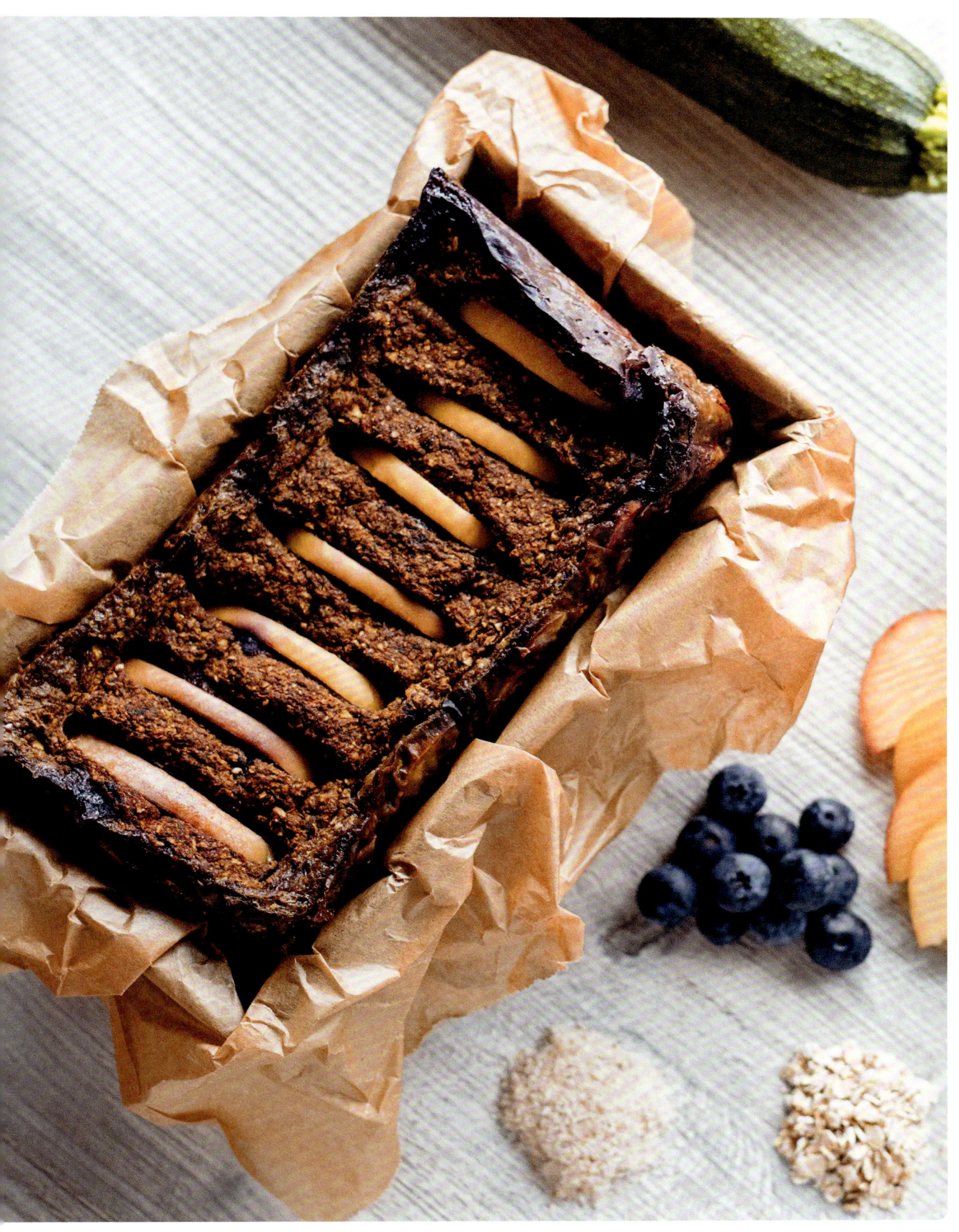

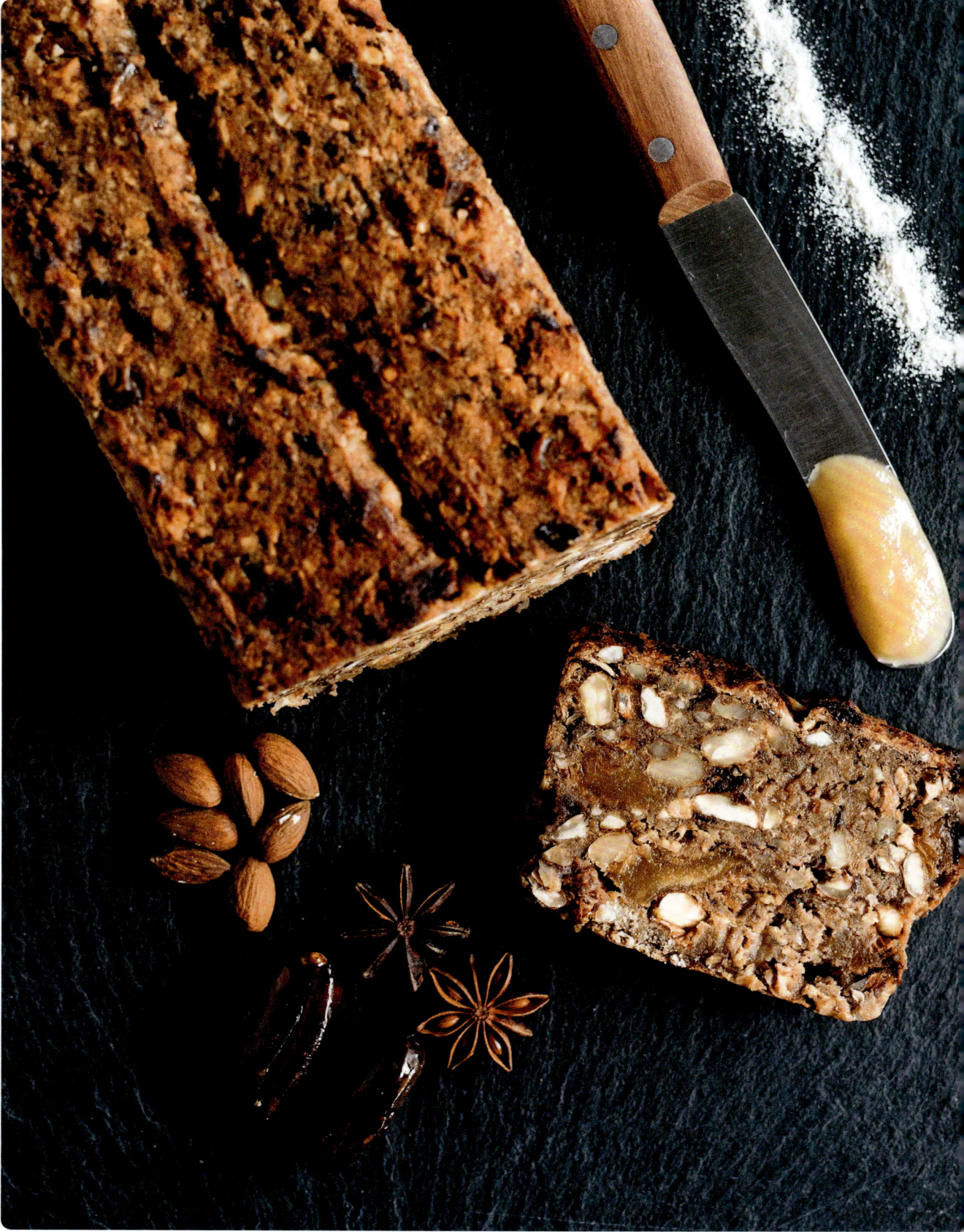

# Früchtebrot

**REICHT FÜR 4 | ZUBEREITUNG: 50 MIN.**

500 g getrocknete Früchte
1 Msp. Kardamompulver
1 Msp. Nelkenpulver
1 TL Zimt
100 g Mandeln

120 g Vollkornreismehl oder Dinkelmehl
150 g Nüsse (z. B. Walnusskerne,
Cashewkerne, Haselnusskerne)
200 g Apfelmark oder -mus
30 ml pflanzliche Milch oder Kuhmilch

Dieses leckere Früchtebrot hält sich auch ein paar Tage im Kühlschrank – vorausgesetzt, es überlebt die Zeit und wird nicht vorher verputzt.

1. Den Backofen auf 180 °C Umluft vorheizen.
2. Die trockenen Zutaten in einer Küchenmaschine zerkleinern, dann die flüssigen Zutaten hinzufügen. Wenn deine Maschine nicht stark genug ist, die Trockenfrüchte portionsweise häckseln. Es dürfen gerne noch ein paar Stücke drinbleiben.
3. Den Teig in eine mit Backpapier ausgelegte Kastenform füllen und glatt streichen. Etwa 40 Minuten backen.
4. In der Form auskühlen lassen und servieren.

# Fit-Milchreis

**FÜR DEN REIS**
1 Zucchini (etwa 350 g)
40 g Reisflocken
25 g veganes Proteinpulver Vanille
150 ml pflanzliche Milch oder Kuhmilch
1 TL Flohsamenschalen
Vanillepulver oder Mark von 1 Vanilleschote
1 TL Zimt
Stevia, Xucker oder Honig (nach Belieben)

**FÜR DIE GARNITUR**
1 Handvoll Früchte (z. B. Apfel,
Johannisbeeren, Feigen ...)

Ich könnte ihn täglich essen und bekomme einfach nicht genug. Zucchini klingt für viele erst einmal gewöhnungsbedürftig. Aber sie sind kalorienarm, fast geschmacksneutral und sättigend. Genau richtig, um „Fressraupen" wie mich gut satt zu bekommen. Wenn du statt der Reisflocken Haferflocken nimmst, wird aus dem Gericht ein sogenanntes Oatmeal – der neue Name für den guten alten Haferbrei.

1. Die Zucchini mit einem Hobel oder einer Küchenmaschine fein raspeln.

2. Reisflocken, Proteinpulver, Milch und Flohsamenschalen zusammen in einem Topf bei mittlerer Hitze erwärmen, bis die Mischung langsam sämig wird. Die Flohsamenschalen sollen für eine bessere Bindung sorgen.
3. Dann die Zucchini unterheben und unter ständigem Rühren einmal kurz aufkochen. Mit Vanille und Zimt abschmecken. Wer möchte, kann auch mit Stevia süßen.
4. Anschließend den Milchreis in einer Schüssel anrichten und mit Obst dekorieren. Ich liebe Feigen. Auch die etwas säuerlichen Johannisbeeren passen perfekt zum Frühstücksreis.

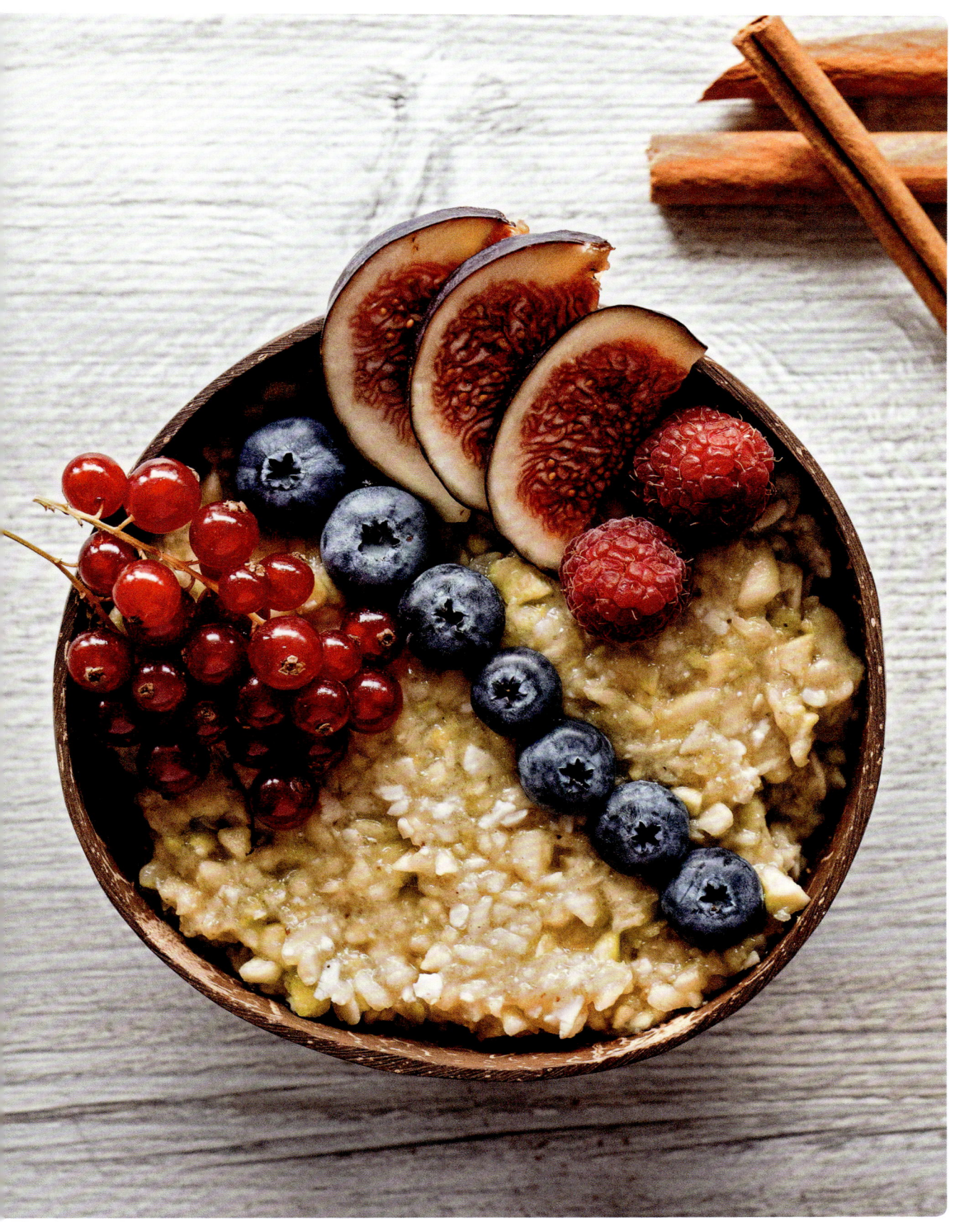

# Bananenbrot

**REICHT FÜR 4–6 | ZUBEREITUNG: 1 STD.**

4 reife Bananen
1 TL Kokosöl
3–4 EL Kokosblütennektar
oder Ahornsirup
1 EL Chiasamen

3 EL Wasser
1 Vanilleschote
120 g Vollkornreismehl oder Dinkelmehl
1 EL Backpulver
½ TL Zimt

1. Den Backofen auf 180 °C Umluft vorheizen.
2. Die Bananen mit einer Gabel zerdrücken, dann mit dem Kokosöl, dem Kokosblütennektar, den Chiasamen und dem Wasser vermengen. Die Vanilleschote längs aufschneiden, das Mark mit einem spitzen Messer herauskratzen und zu der Masse geben.

3. Mehl, Backpulver und Zimt hinzufügen und gut verrühren.
4. Eine kleine Kastenform mit Backpapier auslegen. Etwa 45 Minuten im Backofen backen.
5. In der Kastenform auskühlen lassen und dann am besten lauwarm servieren.

 **Tipp** Wer es schokoladig haben möchte, halbiert die Masse und rührt 40 g Carobpulver oder stark ent-öltes Kakaopulver und 120 ml pflanzliche Milch oder Kuhmilch in eine Hälfte der Masse ein. Die Schokomasse dann über die helle Masse in der Kastenform verteilen und mit einer Gabel etwas durch den Teig ziehen. Das gibt ein schönes Marmormuster.

Glutenfrei, wenn man glutenfreies Mehl nimmt. Ich verwende Reismehl.

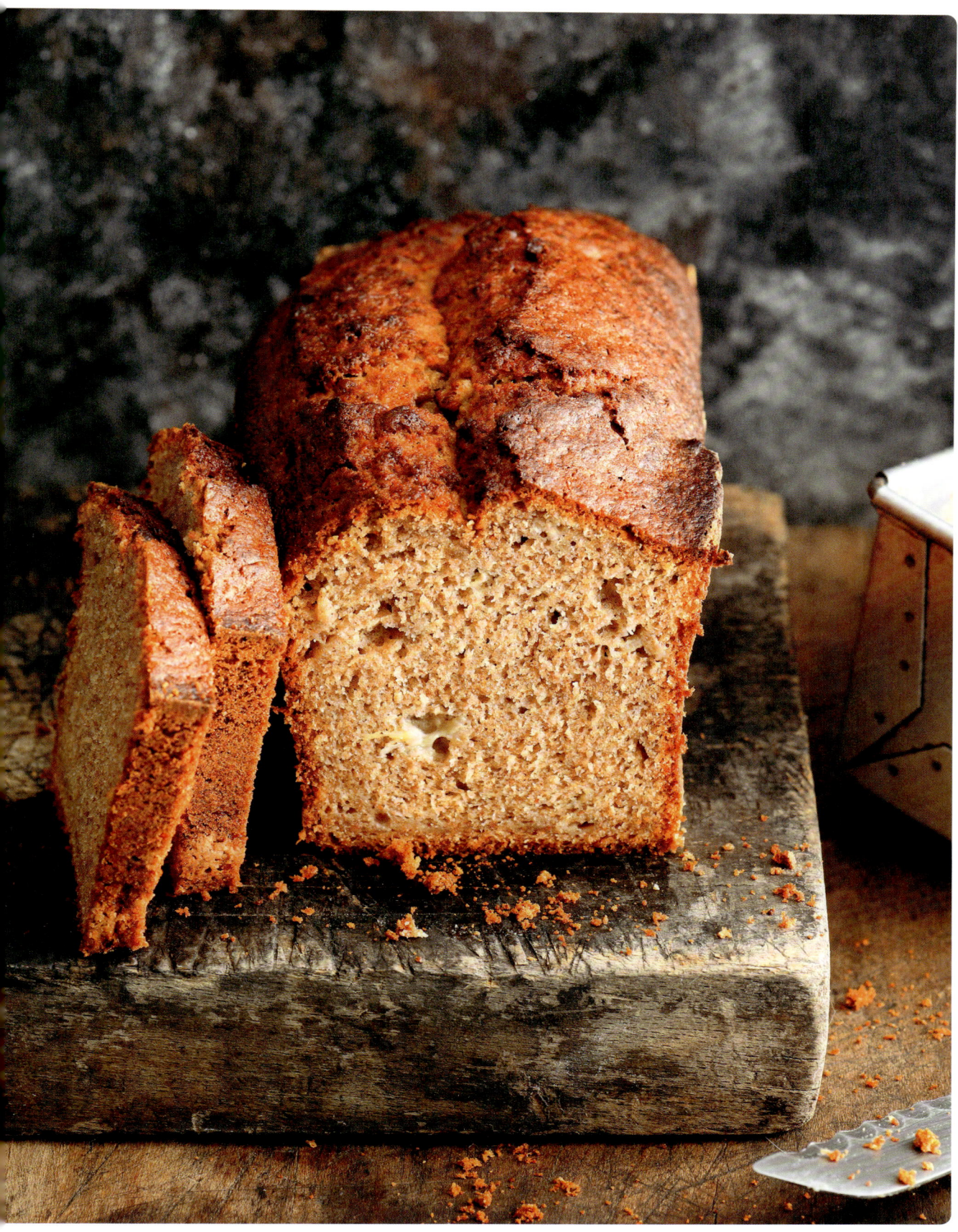

# Mini-Pizza

**REICHT FÜR 4 | ZUBEREITUNG: 40 MIN.**

### FÜR DEN PIZZABODEN

500 g Mehl oder Vollkornreismehl
3 EL Olivenöl
1 Pck. Trockenhefe
2 TL Salz
475 ml warmes Wasser

### FÜR DEN BELAG

2 Knoblauchzehen
2 Zwiebeln oder Schalotten
1 Dose Artischockenherzen (in Salzlake; 240 g Abtropfgewicht)
1 Bund Rispentomaten
1 Bund oder Topf Basilikum
1 Bund Rucola
2 EL Olivenöl
Salz
Pfeffer aus der Mühle

1. Die Zutaten für den Boden mithilfe einer Küchenmaschine, einem Handmixer oder mit der Hand verkneten. 30 Minuten zugedeckt gehen lassen.
2. Den Backofen auf 220 °C vorheizen.
3. Aus dem Teig 8 kleine Fladen formen und diese auf ein mit Backpapier ausgelegtes Blech legen.
4. Den Knoblauch und die Zwiebeln oder Schalotten schälen und in feine Würfel schneiden. Die Artischockenherzen abtropfen lassen und längs in Spalten schneiden. Die Tomaten waschen und in kleine Stücke schneiden.
5. Die Teigfladen mit Tomatenstücken, Artischocken, Knoblauch und Zwiebeln oder Schalotten belegen.
6. Die Pizzen im Ofen auf der unteren Schiene etwa 15 Minuten knusprig backen.
7. Basilikum und Rucola waschen, trocken schütteln und vor dem Servieren auf den Mini-Pizza-Stücken verteilen. Mit 2 EL Olivenöl beträufeln, mit Salz und Pfeffer bestreuen.

 **Tipp** Wer mag, kann vor dem Backen als pflanzliche Möglichkeit etwas Nährhefe oder Käse für Nicht-Veganer auf die Pizzen geben.

Glutenfrei, wenn man glutenfreies Mehl nimmt. Ich verwende Reismehl.

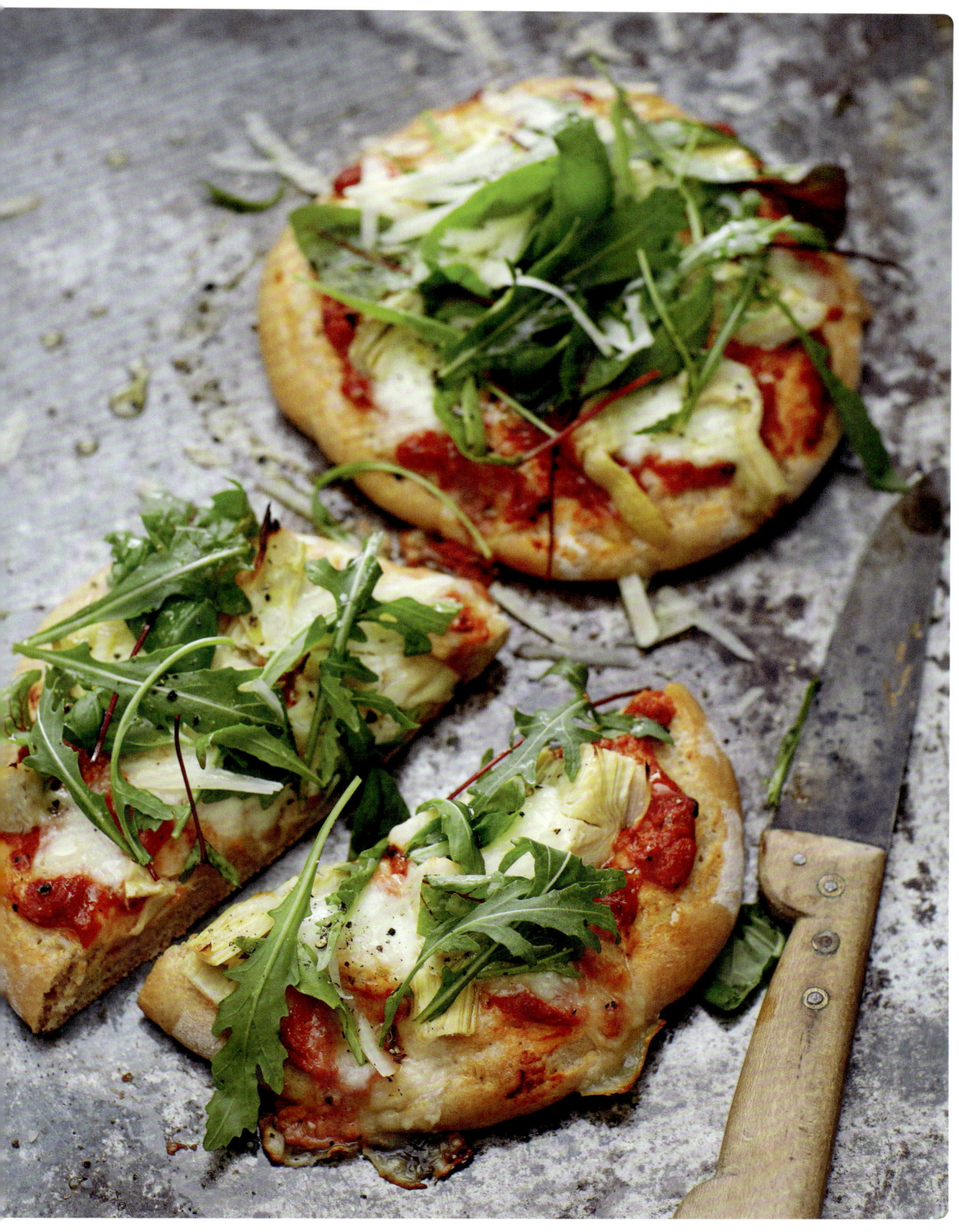

# Reisnudelsalat

250 g Vollkornreisnudeln oder andere Nudeln
70 g getrocknete Tomaten
1 Salatgurke
2 Frühlingszwiebeln
1 EL geschälte Hanfsamen
1–2 EL Nährhefe
1 EL Hanföl oder Olivenöl

1 EL Senf
2 EL Apfelessig
Salz
Pfeffer aus der Mühle
1 EL Keimlinge (z. B. Alfalfa-Keimlinge)
Crema di Balsamico (nach Belieben)

Die Nährhefe kann man auch weglassen, sie spendet jedoch viel Vitamin B und ist ein toller veganer Käseersatz.

1. Die Nudeln nach Packungsanleitung kochen und anschließend leicht auskühlen lassen.
2. Die getrockneten Tomaten in kleine Würfel schneiden und dazugeben. Die Salatgurke längs halbieren, die Kernleisten mit einem Löffel entfernen und dann die Gurke in kleine Stücke schneiden. Die Frühlingszwiebeln waschen und in Ringe geschnitten mit Gurke, Hanfsamen und Nährhefe zu den Nudeln geben.
3. Öl, Senf und Essig zu einer Marinade verrühren und mit Salz und Pfeffer würzen.
4. Den Salat mit der Marinade vermengen, mit Salz und Pfeffer abschmecken. Mit den Keimlingen garnieren. Nach Belieben mit Crema di Balsamico verfeinern.

# Gemüsekrone

REICHT FÜR 6 | ZUBEREITUNG: 45 MIN.

**FÜR DEN PIZZABODEN**

75 g Lupinenmehl oder Buchweizenmehl
75 g Vollkornreismehl
50 g Speisestärke
1 TL Backpulver
1 ½ TL Olivenöl
1 TL Meersalz
150 ml warmes Wasser

**FÜR DIE FÜLLUNG**

150 g Kichererbsen (aus dem Glas)
200 g Blattspinat
1 Zwiebel
1 Knoblauchzehe
250 g Cocktailtomaten
1 Zucchini
220 g Champignons
Salz
Pfeffer aus der Mühle
1 ½ TL italienische Kräuter

1. Den Backofen auf 200 °C Umluft vorheizen.
2. Die Zutaten für den Boden in einer Schüssel mischen, mit dem Handrührgerät oder den Händen zu einem geschmeidigen Teig ohne Klumpen verkneten. 10 Minuten ruhen lassen.
3. Die Kichererbsen in ein Sieb abgießen, kalt abbrausen und abtropfen lassen. Den Blattspinat verlesen und waschen, grobe Stiele entfernen. Zwiebel und Knoblauch schälen und in feine Würfel schneiden. Die Tomaten vierteln, die Zucchini und die Pilze in kleine Stücke schneiden.
4. In einer beschichteten Pfanne oder einem Wok etwas Öl erhitzen. Zwiebel und Knoblauch glasig anschwitzen, anschließend Zucchini,

Pilze und Spinat bei mittlerer Hitze mitbraten. Kichererbsen und Tomaten unter die Gemüsemischung heben, mit den Gewürzen und Kräutern abschmecken. Etwa 5 Minuten köcheln lassen.
5. Den Teig noch einmal durchkneten, in eine mit Backpapier ausgelegte Springform (20 cm Ø) geben, andrücken und dabei an den Rändern hochziehen, sodass der Boden recht dünn ist.
6. Die Gemüsemischung möglichst ohne Kochflüssigkeit mit einem Löffel in die Form füllen.
7. Etwa 30 Minuten backen. Die Gemüsekrone etwas abkühlen lassen und dann mithilfe eines Messers den Rand erst leicht lösen und anschließend die Springform öffnen.

# Bunte Hirsepfanne

**REICHT FÜR 6 | ZUBEREITUNG: 30 MIN.**

| | |
|---|---|
| 460 g Hirse | Currypulver |
| 2 Möhren | 25 g getrocknete Tomaten |
| 1 Paprikaschote | 250 g Erbsen |
| 150 g frische Tomaten | Salz |
| 60 g Frühlingszwiebeln | Pfeffer aus der Mühle |
| 2 Knoblauchzehen | Kräuter |
| 130 g Zwiebeln | Chili (nach Belieben) |
| 1,3 l Gemüsebrühe | |

Dieses Rezept ergibt etwa 6 Portionen. Es lässt sich jedoch auch super einfrieren oder über mehrere Tage essen.

1. Die Hirse abbrausen, 20 Minuten in Wasser quellen lassen. Möhren, Paprika, Tomaten und Frühlingszwiebeln in kleine Stücke schneiden. Knoblauch und Zwiebeln schälen, fein hacken.

2. Die Zwiebeln und den Knoblauch in etwas Brühe und Curry anschwitzen. Dann das restliche Gemüse (außer Tomaten und Erbsen) dazugeben und wenige Minuten andünsten.
3. Die Hirse gut untermischen und die restliche Brühe angießen. Etwa 18 Minuten köcheln lassen, Tomaten und Erbsen 5 Minuten mit erhitzen. Mit Gewürzen und Kräutern abschmecken.

 Das Grün der Frühlingszwiebeln kann übrigens ganz verwertet werden. Überhaupt versuche ich nur, wenn es unbedingt nötig ist, Obst und Gemüse zu schälen.

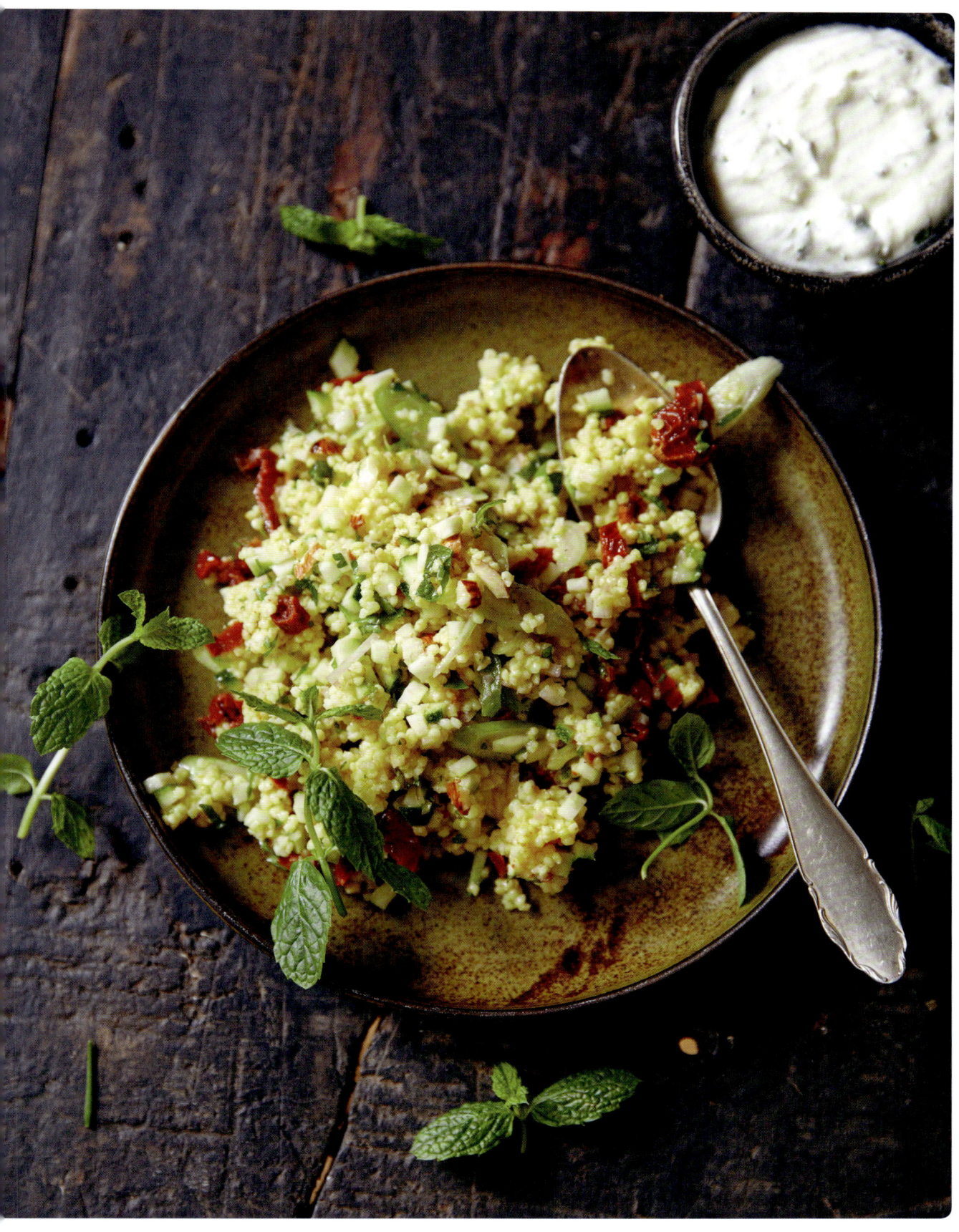

# Linsensalat

**REICHT FÜR 4 | ZUBEREITUNG: 40 MIN.**

250 g braune oder grüne Linsen
2 Möhren
1 Stange Stangensellerie
1 Zwiebel
1 Knoblauchzehe

1 Zweig Thymian
2 EL Olivenöl
Salz
Pfeffer aus der Mühle
2 EL heller Essig (z. B. Apfelessig)

1. Die Linsen in einem Topf mit Wasser bedeckt aufkochen und bei mittlerer Hitze mit halb aufgelegtem Deckel etwa 30 Minuten garen.
2. Möhren, Sellerie, Zwiebel und Knoblauch schälen und in feine Würfel schneiden. Den Thymian waschen, trocken schütteln und die Blättchen abzupfen.
3. In einer tiefen Pfanne 1 EL Olivenöl erhitzen. Zuerst Zwiebel und Knoblauch darin glasig andünsten, dann Möhren und Sellerie unter ständigem Rühren dazugeben. Mit Salz und Pfeffer würzen.
4. Die Linsen in ein Sieb abgießen. Gut abtropfen und lauwarm abkühlen lassen.
5. Die Linsen mit allen Zutaten, dem restlichen Olivenöl und dem Essig gründlich verrühren. Abschmecken und den Linsensalat vor dem Servieren etwa 30 Minuten durchziehen lassen. Mit Thymian bestreuen.

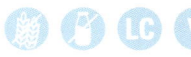

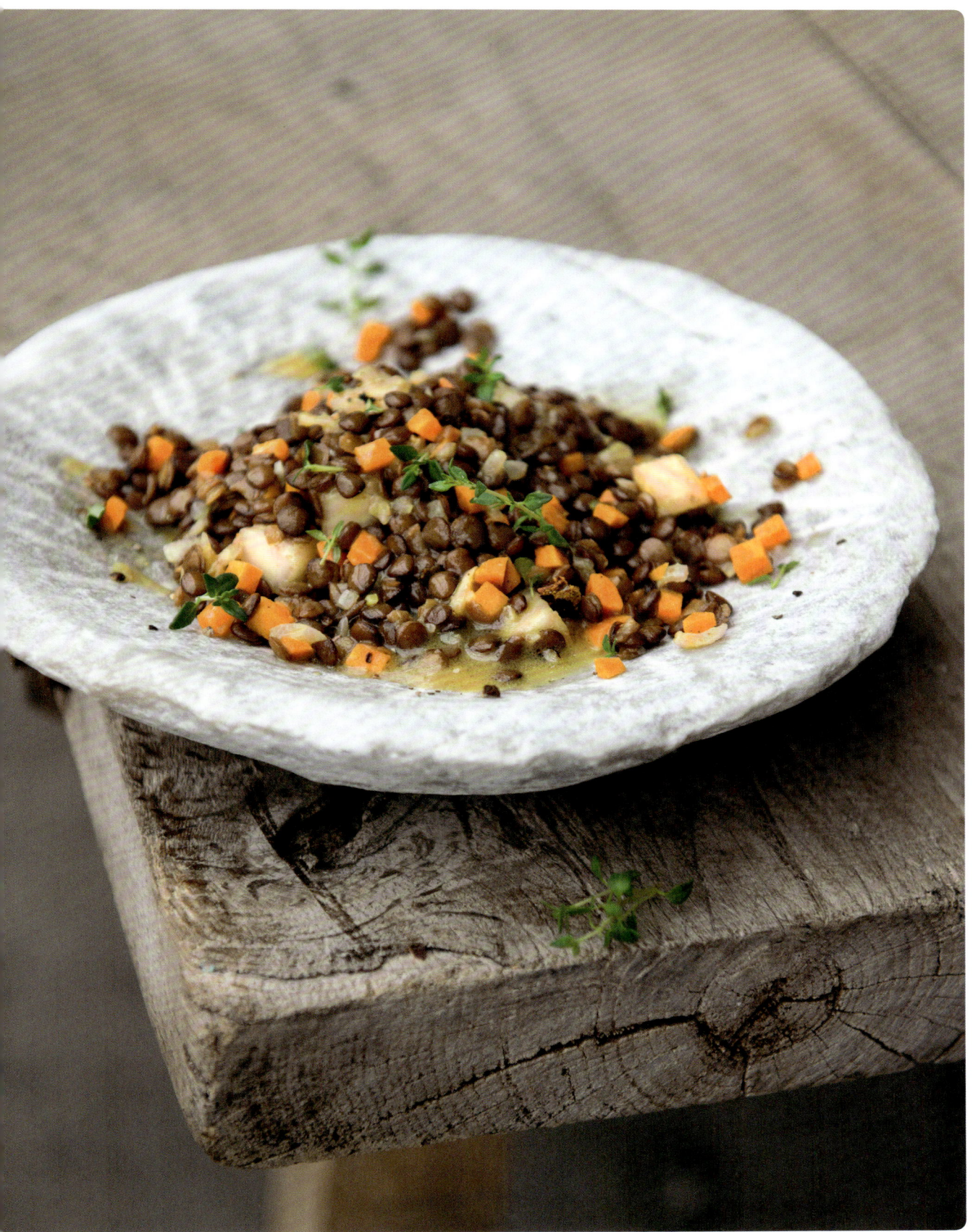

# Gemüsepuffer

2 Zucchini
3 Möhren
2 TL Kräutersalz
1 TL Currypulver
1 TL gemahlene Kurkuma

1 Knoblauchzehe
Kreuzkümmel (Cumin), Kardamom,
Koriander (nach Belieben)
150–200 g Kichererbsenmehl oder
Dinkelmehl

Wer meine exotische Gewürzauswahl nicht mag, nimmt einfach seine eigenen Lieblinge. Die Puffer lassen sich auch fein auf Vorrat herstellen.

1. Damit aus dem Gemüse die Flüssigkeit austritt, am besten am Abend oder zumindest ein paar Stunden vor der Zubereitung die Zucchini und die Möhren raspeln, vermischen und mit Kräutersalz, Currypulver und Kurkuma würzen. Die Gemüseflüssigkeit durch ein Sieb abgießen und anderweitig verwerten.

2. Den Backofen auf 180 °C Umluft vorheizen. Den Knoblauch in feine Würfel schneiden, zum Gemüse geben und nach Belieben würzen.
3. Die Gemüsemischung mit dem Mehl andicken, bis sich eine Pufferkonsistenz bildet. Nicht-Veganer können zum Verfeinern noch 1 bis 2 Eier unterrühren.
4. Ein Backblech mit Backpapier auslegen oder dünn mit Öl bepinseln. Mit einem Löffel etwa 12 gleich große Portionen Puffermasse mit etwas Abstand auf dem Blech platzieren. 30 bis 35 Minuten backen, den Ofen ausschalten und die Puffer noch etwas nachziehen lassen.

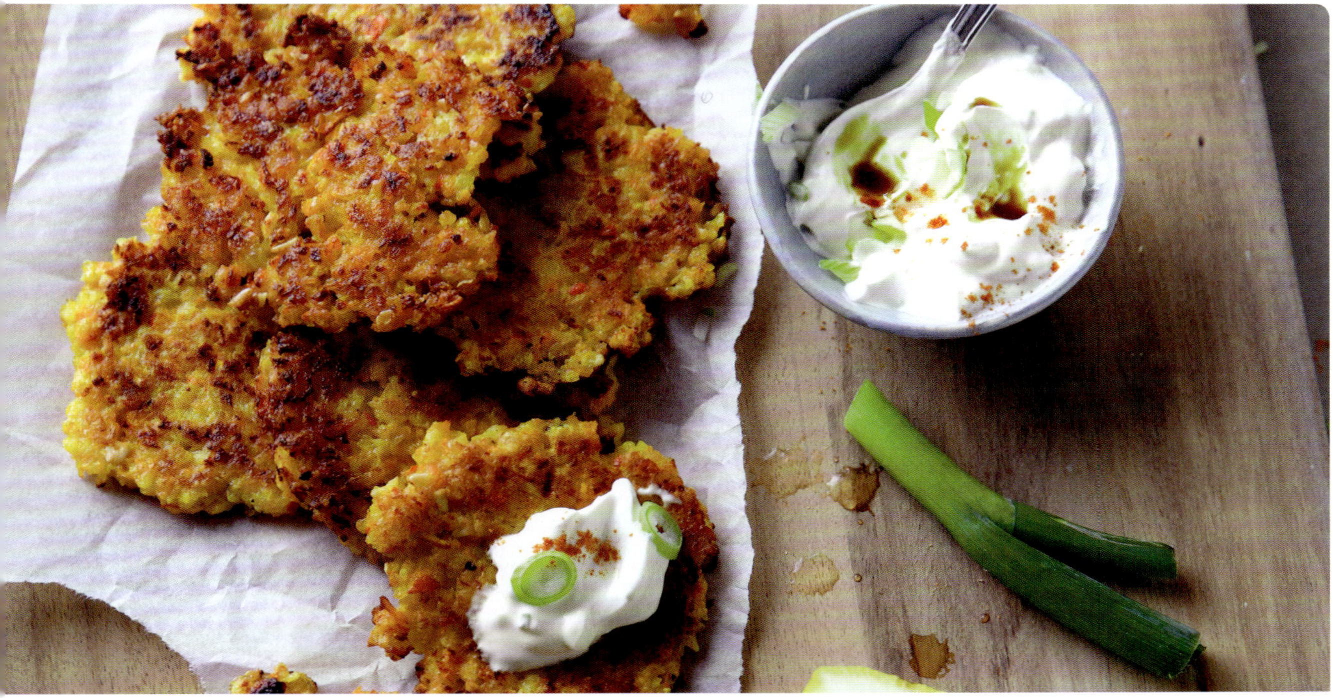

# Veganes Tsatsiki

**REICHT FÜR 2 | ZUBEREITUNG: 10 MIN.**

2 Knoblauchzehen
1 große Zwiebel
½ Salatgurke
1 Bund frischer Dill

400 g Sojajoghurt oder Kokosjoghurt
Saft von ½ Zitrone
Salz
Pfeffer aus der Mühle

1. Den Knoblauch und die Zwiebel schälen und in feine Würfel schneiden. Die Gurke waschen, längs halbieren, die Kernleisten mit einem Löffel entfernen und dann raspeln. Den Dill waschen, trocken schütteln und fein hacken.

2. Alle Zutaten mit dem Joghurt vermischen und mit Zitrone, Salz und Pfeffer pikant würzen. Als Gewürzvariante kannst du auch Petersilie, Basilikum und Currypulver ausprobieren.

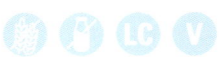

# Marei Xo – Vietnamesische Reispfannkuchen

REICHT FÜR 1 | ZUBEREITUNG: 25 MIN.

**FÜR ZWEI PFANNKUCHEN**
200 g Reismehl oder Dinkelmehl
½ TL gemahlene Kurkuma
½ TL Salz
250 ml pflanzliche Milch oder Kuhmilch
Öl

**FÜR DIE WARME FÜLLUNG**
100 g Pfifferlinge
1 Zwiebel
1 Stück Tofu

Öl
Currypulver
1 EL Tomatenmark
Salz
Pfeffer aus der Mühle

**FÜR DIE KALTE FÜLLUNG**
Salatblätter
1 Handvoll Sprossen
1 Bund Frühlingszwiebeln
1 Paprikaschote

Bei der Füllung kannst du kreativ werden. Ich finde es toll, Warmes und Kaltes zu kombinieren.

1. Alle Zutaten für den Teig mit einem Schneebesen verrühren und etwas quellen lassen. Währenddessen die Zutaten für die Füllungen vorbereiten.
2. Die Pfifferlinge putzen, die Zwiebel schälen und in feine Würfel schneiden. Tofu in kleine Würfel schneiden. Etwas Öl in der Pfanne erhitzen, das Currypulver mit der Zwiebel anschwitzen. Pfifferlinge und Tofu dazugeben, mit Tomatenmark, Salz und Pfeffer würzen.
3. Die Salatblätter und die Sprossen waschen, die Paprika in kleine Stücke und die Frühlingszwiebeln in Röllchen schneiden.
4. Nun die Hälfte des Teiges in etwas Öl in einer flachen Pfanne bei mittlerer Hitze ausbacken.
5. Dann jeweils die Hälfte der warmen und der kalten Füllung im Halbkreis darauf verteilen.

 **Tipp** Wer möchte, kann etwas Sojasauce oder Ähnliches darübergeben.

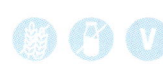

# Quinoa-Wildkräuter-Salat

**REICHT FÜR 2 | ZUBEREITUNG: 30 MIN.**

## FÜR DEN SALAT
1 Süßkartoffel
½ Romanesco
100 g Quinoa

## FÜR DAS DRESSING
1 Zitrone
2 EL Olivenöl
1 TL Apfelessig
Salz
Pfeffer aus der Mühle
80 g Wildkräuter
10 g Schnittlauch

Der Romanesco ist der hübsche grüne Bruder vom Blumenkohl.

1. Die Süßkartoffel schälen, waschen und in etwa 2 cm große Würfel schneiden. Den Romanesco putzen, waschen und in kleine Röschen teilen. Zuerst die Süßkartoffel in einem Topf mit Salzwasser bedeckt etwa 5 Minuten kochen. Bei mittlerer Hitze den Kohl dazugeben und 5 bis 10 Minuten köcheln lassen, bis das Gemüse gar ist.

2. Die Quinoa in einem Sieb abbrausen, in einem Topf mit Wasser bedeckt kurz aufkochen und bei kleiner Hitze 15 Minuten köcheln lassen, dabei 1 TL Salz ins Wasser geben. Auskühlen lassen.

3. Für das Dressing die Zitrone auspressen, mit dem Olivenöl und dem Essig verrühren und mit Salz und Pfeffer würzen. Die Wildkräuter putzen und waschen, den Schnittlauch in feine Röllchen schneiden. Alles in einer Schüssel mischen und ziehen lassen.

 Dazu passt auch Ziegen- oder Schafskäse super!

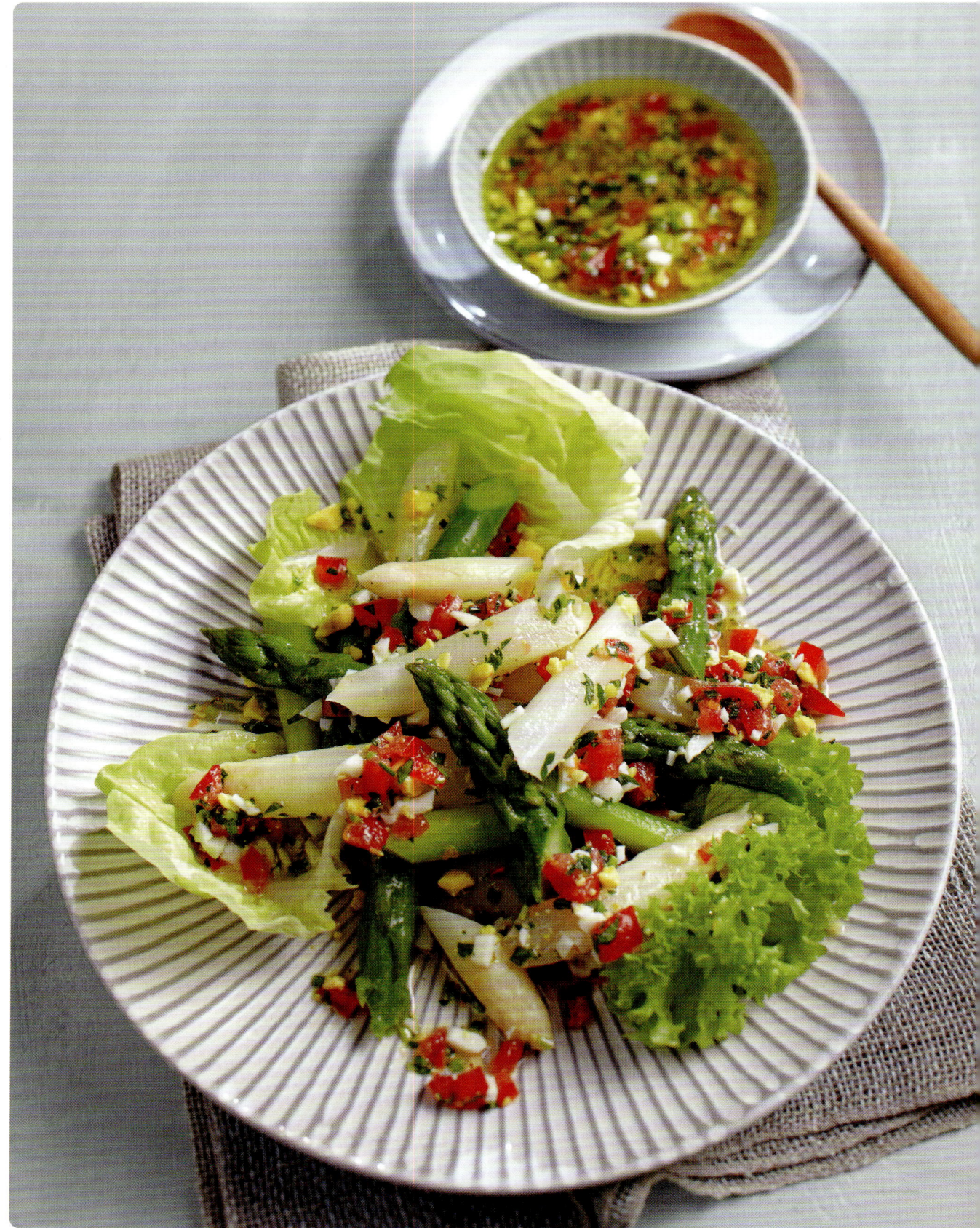

# Spargel-Tomaten-Salat

**REICHT FÜR 4 | ZUBEREITUNG: 25 MIN.**

### FÜR DEN SALAT
1 kg Spargel
1 TL Salz
1 Bund Petersilie
500 g Cocktailtomaten

### FÜR DAS DRESSING
Saft von ½ Zitrone
1 TL Xucker oder anderes Süßungsmittel
1 walnussgroßes Stück Ingwer
1 Knoblauchzehe
1 rote Chilischote
3 EL Olivenöl
1–2 TL Senf (Feigensenf)
Salz
Pfeffer aus der Mühle

Wenn gerade keine Spargelsaison ist, kannst du natürlich auch jedes andere Gemüse nehmen.

1. Den Spargel schälen, die holzigen Enden abschneiden, in einen Topf geben, mit Salzwasser bedecken, aufkochen und bei mittlerer Hitze 15 Minuten köcheln lassen. In ein Sieb abgießen, dabei das Kochwasser auffangen.
2. Den Spargel auskühlen lassen, dann in kleine Stücke schneiden. Die Petersilie waschen, trocken schütteln und fein hacken, die Cocktailtomaten vierteln und beides mit dem Spargel mischen.
3. Für das Dressing den Zitronensaft gut mit dem Xucker verrühren. Den Ingwer schälen und ins Dressing reiben. Den Knoblauch durch eine Presse drücken. Die Chilischote längs aufschneiden, entkernen und fein hacken. Olivenöl, 3 EL Spargelwasser, Senf, Salz und Pfeffer zum Dressing geben, gut verquirlen und abschmecken. Den Salat damit vermischen und ziehen lassen.

 **Tipp** Ich nutze das Gemüsekochwasser oft für Dressings oder Saucen, denn hier drin schwimmen Geschmack und Vitamine.

# Bounty-Kuchen

130 g Nüsse (z. B. Haselnusskerne)
130 g entsteinte Datteln
300 g Kokosraspel
3 EL Kokosblütensirup

250 ml Kokosmilch
50 g roh-vegane Schokolade
Kokosöl

Ein superleckerer roh-veganer Kuchen. Falls die Datteln zu hart sind, hilft ein bisschen Wasser.

1. Die Nüsse zusammen mit den Datteln mit dem Stabmixer oder in der Küchenmaschine grob zerkleinern.
2. Die Masse in eine kleine, mit Backpapier ausgelegte Springform (18 cm Ø) geben und gut andrücken.
3. Kokosraspel, Sirup und Kokosmilch zu einer gleichmäßigen Masse mixen. Die Kokosschicht auf den Kuchenboden geben, verteilen und festdrücken.
4. Die Schokolade und das Kokosöl separat im heißen Wasserbad schmelzen, miteinander verrühren und als dritte Schicht in die Form geben.
5. Den Kuchen für mindestens 2 bis 3 Stunden, besser über Nacht, in den Kühlschrank stellen!

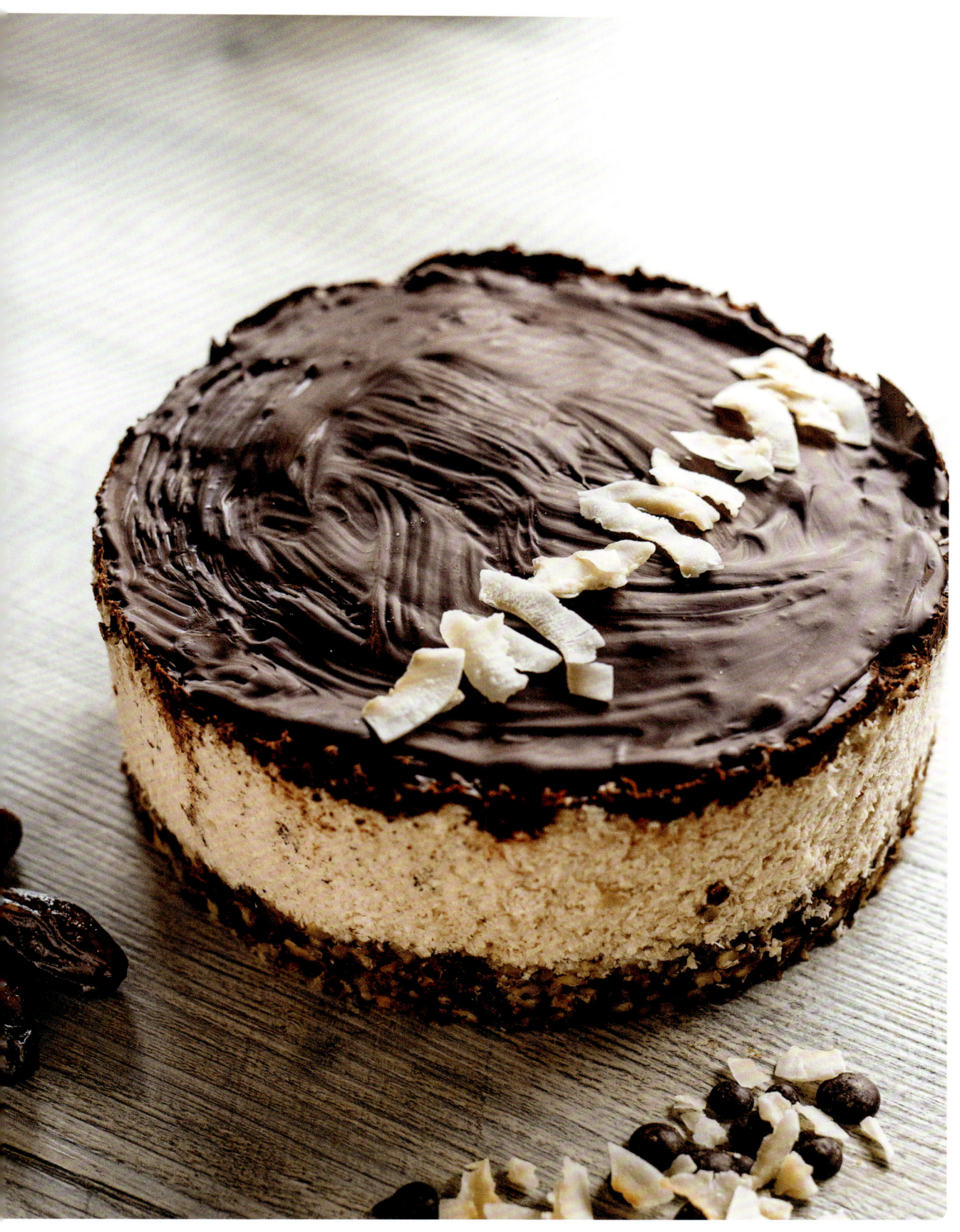

# Apfel–Zimt–Muffins

REICHT FÜR 12 | ZUBEREITUNG: 30 MIN.

2 Bananen
50 g Reismehl
60 g Maismehl
1 Pck. Backpulver
40 g Speisestärke

100 ml pflanzliche Milch
20 g Kokosblütennektar oder Honig
1 ½ TL Zimt
2 Äpfel

1. Den Backofen auf 180 °C Umluft vorheizen.
2. Die Bananen schälen, zerdrücken und mit
allen restlichen Zutaten bis auf die Äpfel zu
einem geschmeidigen Teig verrühren.
3. Die Äpfel waschen, vierteln und entkernen,
in feine Würfel schneiden und dann unterheben.

4. Die Mulden im Muffinblech einfetten oder
Silikonförmchen bereitstellen. Den Teig gleichmäßig auf 12 Muffinförmchen verteilen und
etwa 15 bis 20 Minuten backen.

Glutenfrei, wenn man glutenfreies Mehl nimmt. Ich verwende Reismehl.

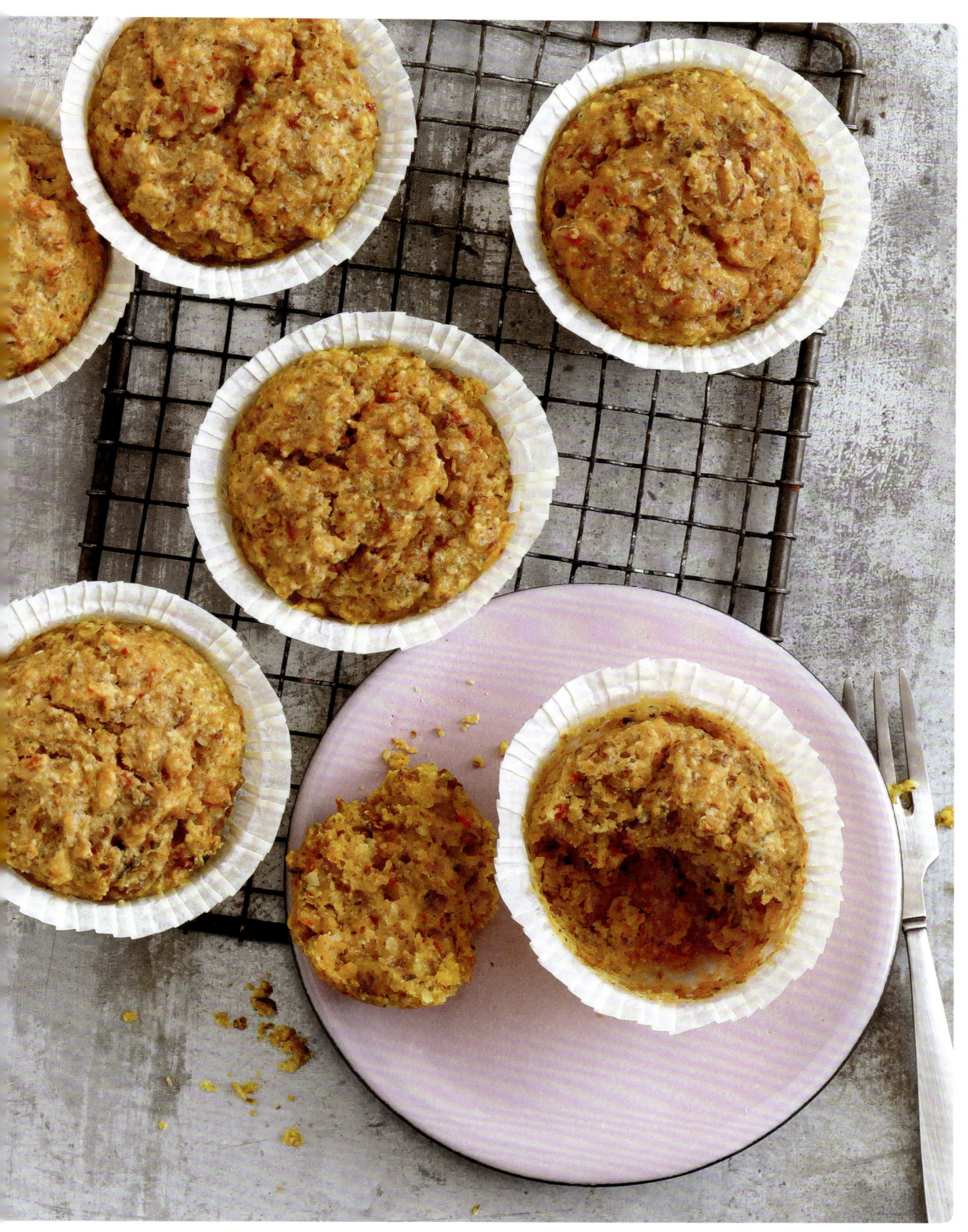

# Grüner Smoothie

**REICHT FÜR 1 | ZUBEREITUNG: 5 MIN.**

300 g Blattspinat oder    50 g Stangensellerie
1 Packung TK-Spinat    ½ Banane
1 Apfel    200 ml Wasser

Mein absolutes Lieblingsrezept! Ich schäle meine Äpfel übrigens nicht, denn unter der Schale sitzen die wertvollen Inhaltsstoffe. Smoothies sind meine Allzweckwaffe, da lohnt sich die Anschaffung eines passenden Mixgerätes oder einer Küchenmaschine. Ein Handmixer erreicht nicht die Geschwindigkeit und damit die Cremigkeit, die Smoothies so lecker macht.

1. Den Blattspinat verlesen und waschen, grobe Stiele entfernen. Den tiefgekühlten Spinat auftauen. Apfel und Stangensellerie waschen, den Apfel vierteln und entkernen.
2. Alle Zutaten in den Mixer geben, kurz pürieren – fertig!

 Ich bereite mir gerne größere Mengen zu, da sich ein grüner Smoothie drei Tage im Kühlschrank hält. Zusätzlich kann man mit Superfoods als Ergänzung spielen: Hanfprotein, Gerstengras, Weizengras, Spirulina etc.

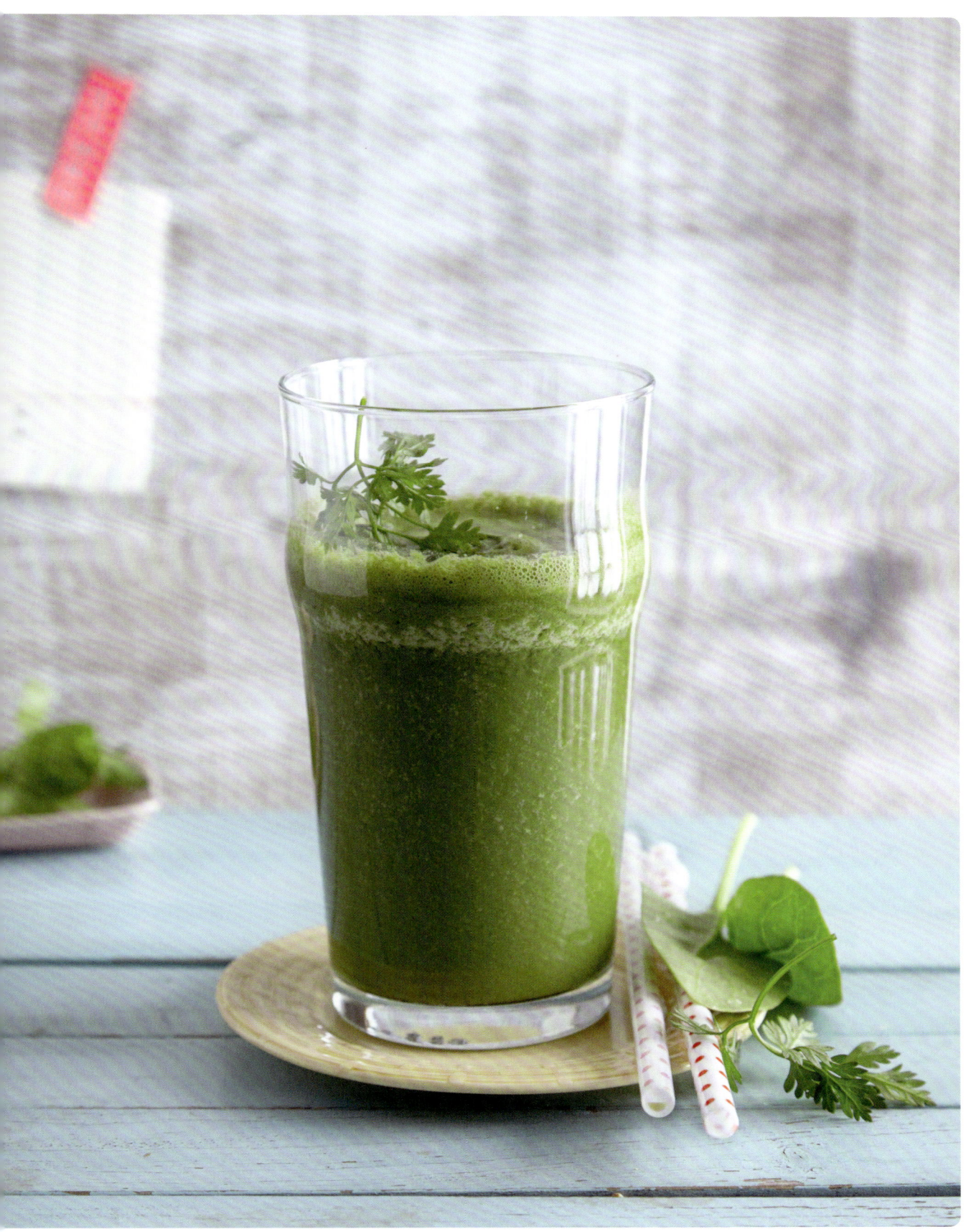

# Schokokuss

**REICHT FÜR 4–6 | ZUBEREITUNG: 1 STD.**

### FÜR DEN SCHOKO-NUSS-BODEN
65 g Mandeln
20 g Carob- oder stark entöltes Kakaopulver
120 g gehackte Trockenfrüchte
(z. B. Datteln, Feigen, Sultaninen)

### FÜR DIE SCHOKOCREME
240 g Cashewkerne

2 EL Kokosöl
60 g Carob- oder stark
entöltes Kakaopulver
ca. 80 ml pflanzliche Milch
Mark von 1 Vanilleschote

### FÜR DAS SCHOKOTOPPING
70 g dunkle vegane Schokolade

Der Schokokuss besteht aus drei Schichten und ist vermutlich die schokoladigste, größte und gesündeste Praline der Welt. Die Schichten werden einzeln in kleinen Silikonförmchen eingefroren. Die Trockenfrüchte weichst du vorher genau wie die Cashewkerne idealerweise über Nacht ein oder kochst sie 15 Minuten.

1. Zunächst die Zutaten für den Schoko-Nuss-Boden in einem Mixer zu einer Masse fein mixen. Wenn sie zu trocken sein sollte und nicht so gut zusammenhält, etwas Wasser dazugeben.
2. Die Masse als unterste Schicht in kleine Silikonförmchen geben und in die Tiefkühltruhe stellen. Kurz anfrieren lassen, herausholen.
3. Inzwischen die Zutaten für die Creme im Mixer verrühren und als zweite Schicht in die Förmchen füllen. Anschließend die Form wieder ins Gefrierfach stellen.
4. Für das Schokotopping die Schokolade im heißen Wasserbad schmelzen. Wenn die Schokolade nicht weich wird, mit 1 TL Kokosöl geschmeidig rühren.
5. Das Topping mit einem Pinsel oder Löffel als dritte Schicht auf die Praline geben und wieder zurück ins Gefrierfach stellen.
6. 10 bis 15 Minuten vor dem Essen auftauen und genießen.

# Erdbeertaler

**REICHT FÜR 2 | ZUBEREITUNG: 30 MIN.**

70 g gemahlene Mandeln
2 EL Kokosblütenzucker
140 g Erdnussmehl oder Vollkornreismehl
½ TL Backpulver
1 TL Flohsamenschalen

Mark von ½ Vanilleschote
130 ml Wasser
200 g Erdbeeren oder
andere Beeren

1. Den Backofen auf 190 °C Umluft vorheizen.
2. Erst die trockenen Zutaten miteinander vermischen, dann nach und nach das Wasser hinzugeben, bis ein leicht klebriger Teig entsteht.
3. Die Erdbeeren waschen, putzen, in kleine Stücke schneiden und dann vorsichtig unter den Teig heben.

4. Ein Backblech mit Backpapier auslegen oder dünn einfetten.
5. Mit einem Esslöffel den Teig portionsweise auf dem Blech verteilen und 15 bis 20 Minuten backen.

 **Tipp** Wenn du ein gutes Küchengerät hast, kannst du ganze Mandeln auch immer frisch mahlen.

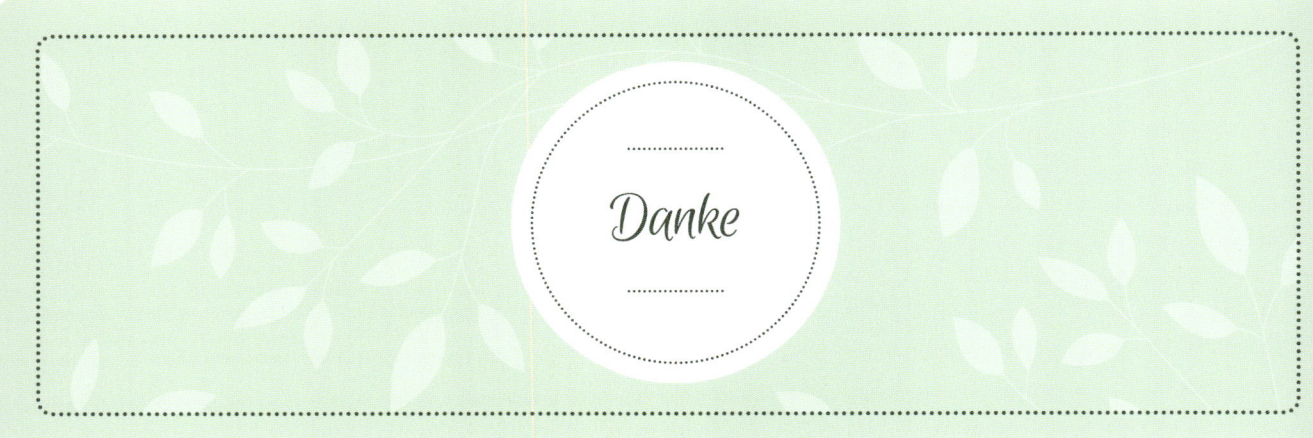

# Danke

Unglaublich, dieses Werk ist in so kurzer Zeit entstanden und war auch nur machbar, weil ich erstens dieses Projekt voller Herzblut begonnen habe und es mir einfach so aus den Fingern fließt, da ich einfach meinen Botschaften Worte und Laute geben will. Zweitens, weil ich ganz liebe, tolle Menschen um mich habe, die mich unterstützen. Dies ist mein erstes Buch, das es wirklich in den Handel geschafft hat. An dieser Stelle möchte ich Danke sagen, denn es gibt einige Menschen, ohne die ich dieses Herzensprojekt nicht hätte realisieren können.

Zuerst möchte ich mich bei dir als Leserin bedanken. Ja, ganz genau, bei dir, die dieses Buch jetzt in der Hand hält. Ich danke dir dafür, dass du mir und meinem Buch das Vertrauen entgegenbringst, dich mitzunehmen und dich auf dem Weg zu mehr Gesundheit, Bewusstsein und Bewegung zu inspirieren und zu motivieren.

Dann möchte ich meinen wunderbaren Eltern danken: liebe Mama, lieber Papa! Ohne euch wäre ich nicht die Frau geworden, die ich heute bin. Dank euch habe ich eine wunderbare Erziehung und Kindheit genossen und bin so früh so selbstständig geworden, dass ich überhaupt

erst die vielen Projekte stemmen kann und konnte. Ich danke euch für eure Liebe und eure ständige Aufmerksamkeit und Unterstützung in jeder Situation meines Lebens. Ihr seid die besten Eltern, die es nur geben kann!

Ein ganz besonderer Dank geht an meinen besten Freund, Geschäftspartner und Ehemann Siggi. Danke dafür, dass ich dank dir überhaupt zu dem geworden bin, was ich jetzt bin. Du hast mich mit deiner Liebe zur Fitness angesteckt, immer an mich geglaubt und mich in jeder Situation unterstützt und gestärkt. Ob du bei einem Wettkampf neben mir standest, mich gecoacht oder einfach nur mit deiner Anwesenheit supportet hast oder zu Hause alles im Blick hast und die Studios am Laufen hältst, wenn ich viele Wochen für Dreharbeiten unterwegs bin. Wir führen keine „Halbtagsehe", haben schon so viel miteinander erlebt und tolle, tiefgründige Gespräche geführt. Du bist das Beste, was mir passieren konnte!

Danke auch an Marc Aaron, der nicht nur das Coverbild gemacht hat, sondern mit mir noch ganz spontan einige Rezeptbilder fotografiert hat. Na ja, weil es ihm auch so gut schmeckt, kommt er vermutlich auch gerne wieder und

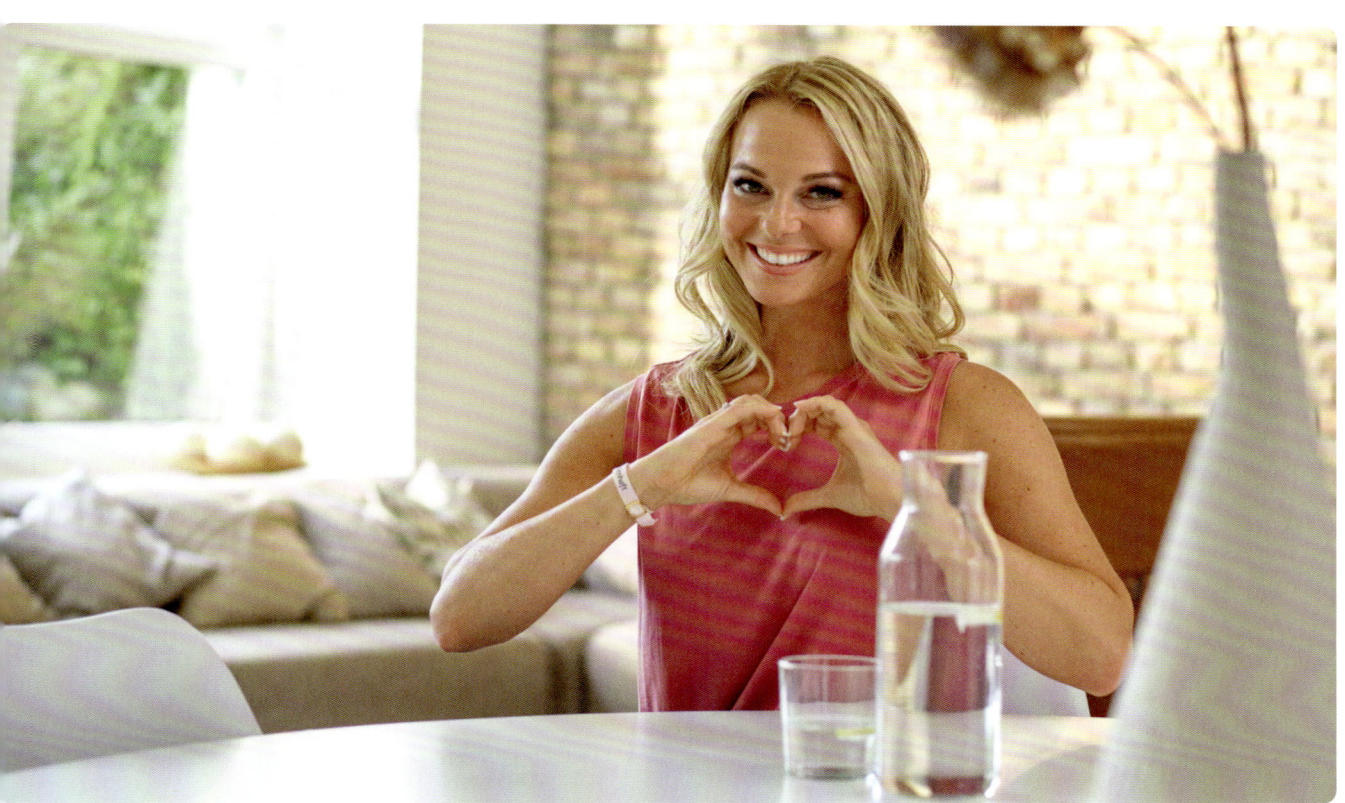

deshalb könnte gut noch ein Rezeptbuch folgen. Hihi!

Mein Team aus meinen Studios (Private Sportsclub Bensheim & SHAPE Bensheim) darf ich natürlich auch nicht vergessen. Sie leisten Tag für Tag so tolle Arbeit, halten mir den Rücken frei, damit ich überhaupt die Zeit habe, mich in Projekten wie diesem Buch verwirklichen zu können.

Und natürlich danke ich ganz besonders Alexandra. Sie hat mich beim Schreiben unterstützt und sogar den Urlaub sausen lassen, damit dieses Buch noch schneller fertig wird. Die Rekordzeit haben wir gebrochen, und das nur aufgrund deiner Professionalität, deiner Zeit und Hingabe dafür, dass du dich von der ersten Sekunde an so schön in die Themen reinversetzt hast. Wir haben uns wunderbar ergänzt,

und es war unglaublich toll, mit dir zusammenzuarbeiten!

Ich danke Stephan Strauß und seinem Team von 31Media, die sich um die ganze Konzeption, das Layout und die Organisation gekümmert haben. Unvergessen bleibt der lustige und erfolgreiche Shooting-Tag.

Mein herzlicher Dank geht außerdem an das Team vom ZS Verlag, das mir die Möglichkeit geschenkt hat, dieses wundervolle Projekt zu verwirklichen.

Mit Herz

*Mareike Spaleck*

# Register

Bildnachweis
Mark Aaron Photography: S. 121, 123, 124, 127, 145;
Fotostudio Diercks: S. 142; Jo Kirchherr: S. 135; Matthias Neubauer: S. 129;
Michael Schinharl: S. 137; Ulrike Schmid/Sabine Mader: S. 139;
Monika Schürle/Maria Grossmann: S. 131; Anke Schütz: S. 147, 149
Hintergrundmuster: Bluelela/Freepik.com

© 2018 ZS Verlag GmbH
Kaiserstraße 14b
D-80801 München

ISBN 978-3-89883-906-8
1. Auflage 2018

Projektleitung: 31Media GmbH, Stephan Strauß
Rezepte & Texte: Mareike Spaleck & Alexandra Brosowski
Redaktionelle Mitarbeit: Kathrin Mayr
Lektorat: WIENERS+WIENERS GmbH
Grafisches Konzept: Drangsal.Services, Markus Drangsal
Grafische Gestaltung: Drangsal.Services, Markus Drangsal
Cover: Mark Aaron Photography
Fotografie: Ben Fuchs
Visagistin: Inez Kerber
Herstellung: Frank Jansen
Producing: Jan Russok
Druck & Bindung: optimal media GmbH, Röbel

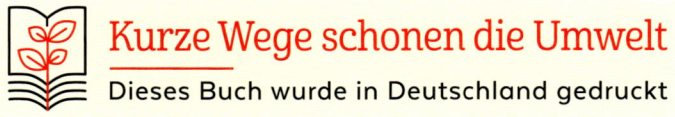

**Kurze Wege schonen die Umwelt**
Dieses Buch wurde in Deutschland gedruckt

Im Buch enthaltene Fotos können zur eigenen Nutzung erworben werden unter www.stockfood.com

Die ZS Verlag GmbH ist ein Unternehmen der Edel AG, Hamburg.
www.zsverlag.de | www.facebook.com/zsverlag

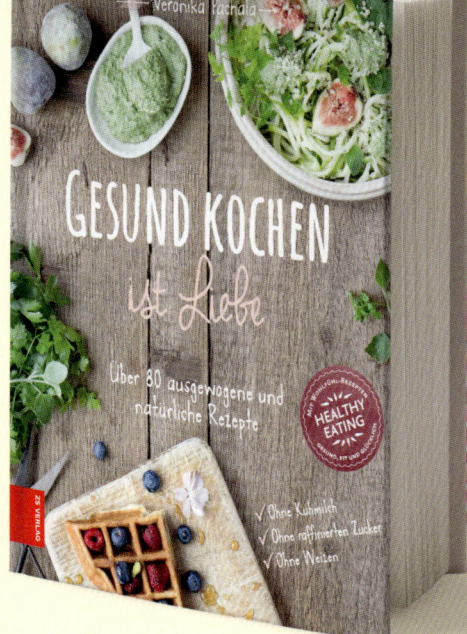
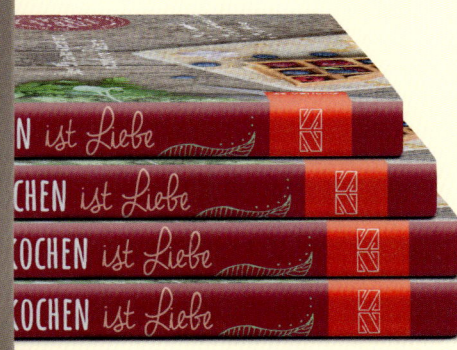
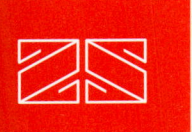